bulimiefrei Jetzt

ISBN eBook: 978-3-902969-31-6
ISBN Taschenbuch: 978-3-902969-32-3

bulimiefrei Jetzt

Warum herkömmliche Therapien bei
Essstörungen kaum helfen - Dein
wirksamer Weg aus der Bulimie

SANDRA BLABL

Inhalt

Vorwort   8
Wie alles begann   11

TEIL 1: SANDRA, DIE PRIVATPERSON
Das Brett vorm Hirn   15
Der einfache, bequeme Weg   19
Der Tiger auf dem Gebälk   22
München   26
Die Deutschland-Auswanderin   30
Zusammenbruch   35
Eine neue Welt   38
Familienaufstellung   41
Du solltest Ernährungsberaterin werden   44
Vegan   46
Kinesiologie   48
Geistheilung   50
Die erste Hypnose   53
Psychosomatische Energetik   56
Die eigene Praxis   62
Der Mann mit dem Röntgenblick   65
Dr. Jekyll und Mrs. Hyde   68
Transformationstherapie   73
Codes, Meditationen, Hypnose   75
Biophotonen-Therapie   79
Ein Lichtblick   82

TEIL 2: SANDRA, DIE THERAPEUTIN
Warum ich? Die Antwort ...   88
Gas, Bremse und Autopilot   100
Das Emotional-Physiologische Stressmodell (EPS)   105
Die Lösung   113
Emotionales Essen?!   117
Mangelzustand dank Fressattacken   122

Die Erlösung   127
Ich lebe!   132

ANHANG
Über Bulimie – offizielle Fakten und Daten   135
Für den Weg   136
Danksagung   138
Über die Autorin   139
Die Vision des *be wonderful! Verlags*   141
Weitere Bücher im *be wonderful! Verlag*   142

Bevor Du urteilen willst über mich oder mein Leben, ziehe meine Schuhe an und laufe meinen Weg, durchlaufe die Straßen, Berge und Täler, fühle die Trauer, erlebe den Schmerz und die Freude. Durchlaufe die Jahre, die ich ging, stolpere über jeden Stein, über den ich gestolpert bin, stehe immer wieder auf und gehe genau die selbe Strecke weiter, genau wie ich es tat. - Und erst dann kannst Du urteilen.

- Verfasser unbekannt -

Vorwort

I ch habe Schiss. Einerseits möchte ich meine Geschichte erzählen und anderen Betroffenen meine Erfahrungen mitteilen, andererseits weiß es dann natürlich „die ganze Welt". Ich, die starke, erfolgreiche Frau, gebe öffentlich zu, fast 20 Jahre an Bulimie gelitten zu haben? Und die letzten Jahre auch noch übermäßig Alkohol getrunken zu haben? Ich, die ich mich als Therapeutin auf die Behandlung von - Überraschung! - Essstörungen spezialisiert habe?!? Nein, das geht nicht. Dann bin ich schutzlos, angreifbar, verletzbar. Bin ich dann als Therapeutin noch glaubwürdig?

Ich fühle, dass das mein Weg ist. Ich habe so viele Therapien gemacht. Hoffnungen gehabt, die zerstört wurden. Unendliche Enttäuschung, massive Wut und grenzenlose Hilflosigkeit erlebt. Unbeschreibbar riesige Mengen an Junkfood reingefressen und mir danach die Seele aus dem Leib gekotzt. Und dann nach vier (!) Tagen war es vorbei. Einfach weg. Ich habe den Ausweg gefunden.

So einfach? So einfach. Das fehlende, zwanghafte Bedürfnis nach Zucker und Alkohol hat in mir zuerst einmal eine fassungslose Leere hinterlassen, mit der ich erst umzugehen lernen musste. Ja, ich verspürte eine riesengroße Freude! Ich schlief tiefer und erholsamer, fühlte mich energiereicher und klarer. Aber dennoch schien mir was zu fehlen. Nach einigem Auf und Ab, sprich Rückfällen, fand ich den richtigen Weg erneut. Nun ist es vorbei, und ich lebe wieder!!!

Dieses Buch ist keine direkte Anleitung zur Selbsthilfe, sondern meine Geschichte. Im ersten Teil beschreibe ich, wie es begann und wie ich erst nach vielen Jahren begonnen habe, etwas gegen die Bulimie zu unternehmen. Ich bin dabei schonungslos offen und ehrlich. Meine Geschichte geht im zweiten Teil weiter mit dem Schwerpunkt auf meinen

Sandra Blabl

therapeutischen und medizinischen Kenntnisse in Bezug auf Bulimie, die aus meiner persönlichen Erfahrung und meiner Tätigkeit als Heilpraktikerin, ganzheitlichen Ernährungsberaterin und Hypnosetherapeutin stammen. Ich schildere, was ich alles versucht hatte, um die Bulimie loszuwerden und wie ich es im Sommer 2014 schließlich geschafft habe. Du kannst das auch – ich glaube an dich!

Ich lade dich ein, dir mein Video anzuschauen, in dem ich mich persönlich vorstelle: *http://bulimiefrei.jetzt*

Sandra Blabl

Aus kleinem Anfang
entspringen alle Dinge.

- Marcus Tullius Cicero -

Sandra Blabl

Wie alles begann

Oh Scheiße, bin ich fett! Dieser Gedanke kam blitzschnell, als ich die Urlaubsfotos anschaute. Es war 1993, ein paar Tage nach dem Urlaub mit meinem Freund in der Türkei. Ich hatte die Bilder vom Entwickeln geholt und sie voller Freude betrachtet. Bis das eine, das schlimme, das fette Bild kam. Wir standen im Bikini und Badehose am Strand, Arm in Arm, und meine Wampe trat deutlich vor. Das war kein Bauch mehr, das war eine Wampe! Das durfte doch nicht war sein, wie konnte das mir passieren?

Hm, ok, wir hatten seit wir zusammen waren oft noch in der Nacht nach dem Ausgang zu Hause Brotzeit gemacht. Brot und Geräuchertes oder was gerade im Kühlschrank war. Lang in die Nacht reinfeiern macht eben hungrig. Wenn ich ehrlich bin, hatte ich schon vor dem Urlaub bemerkt, dass die Hosen enger wurden und Shirts knapper. Aber ich hatte mir keine Gedanken gemacht, denn ich konnte bisher immer viel essen und war trotzdem schlank. Und dann im Urlaub hatten wir All-Inclusive gebucht: essen und trinken, was reingeht. Es sollte sich schließlich lohnen.

Nach dem Schock mit diesem Bild beschloss ich sehr schnell abzunehmen. Ich bin ein Handlungstyp: was ich mir vornehme, setze ich schnell in Tat um, ohne Wenn und Aber. Also suchte ich in den diversen Frauenzeitschriften meiner Mutter nach Rezepten für die schlanke Linie. Lange suchen musste ich da nicht, in jeder der verschiedenen Zeitschriften waren in jeder Ausgabe schnelle Gerichte zum Abnehmen. Und da ich als Studentin noch zu Hause wohnte, hatte ich immer Zugang zu den wöchentlich erscheinenden Blättern, die sie regelmäßig kaufte.

Es funktionierte super! Innerhalb kurzer Zeit war ich von den 65 kg runter auf unter 60 kg, das spornte mich zu mehr an. Eisern reduzierte ich die Kalorien weiter und stellte vor allem auf Diät- und Lightprodukte um. Nahrungsmittel, auf denen light, fettarm oder kalorienreduziert drauf stand, wurden konsequent in meinen Essensplan integriert. Nun gab es täglich Brot mit magerer Wurst, Nudeln mit Tomatensoße, Gemüse, fettarmen Joghurt, Magerquark und Cola Light statt Schweinefleisch mit Knödel, Pizza, Schokolade und Kuchen.

Die Pfunde purzelten weiter bis 54 kg. Ich fand mich super schlank und war stolz auf mich! Es tat mir zudem gut, dass ich viele Komplimente über mein Aussehen und meine Figur bekam. Da ich mich schon immer gerne figurbetont angezogen hatte, kaufte ich mir neue, hautenge Hosen und bauchfreie Tops.

Ich wollte weitermachen. Aber da stockte es plötzlich. Ich nahm nicht weiter ab, obwohl ich die light-fettarm-Ernährung beibehalten hatte. Was schien logischer, als die Kalorien noch weiter zu reduzieren? Ich war so in Fahrt und wollte unbedingt auf 50 kg runter, dass ich mich im wahrsten Sinne des Wortes durch diese Diät durchbiss.

Dann endlich der nächste Erfolg: 52 kg – hurra!!! Nur fühlte sich mein Körper gar nicht nach hurra an, im Gegenteil. Ich war dauernd müde und fror ganz übel. Es war mittlerweile Winter, und ich bekam auch noch eine starke Erkältung. Da ich mich dabei sehr schwach fühlte, ging ich zum Hausarzt. Dieser kannte mich seit meiner Geburt. Nach einer kurzen Anamnese und einem Blick meinte er „du hast viel abgenommen, oder? Daher frierst du so, du hast keine Fettreserven mehr. Iss wieder mehr."

Was? Spinnt der? Nun hatte ich mir gerade die letzten Kilos runtergehungert, und mein Ziel war noch 2 kg weniger. Aber ich hatte keine Kraft und Energie, das durchzuziehen. Eigentlich war ich froh, die 52 kg überhaupt zu halten, denn mein Körper sträubte sich dagegen. Und dann passierte das, was ich auf Biegen und Brechen vermeiden wollte: ich nahm wieder zu, und zwar so, dass sich das Gewicht auf 54-55 kg einpendelte. Ich bin 1,66 Meter groß, hatte also einen BMI von knapp 20, was an der unteren Grenze zum Normalgewicht war, aber für eine 23-jährige körperlich fitte Frau absolut in Ordnung. Nur hatte ich mir eben was anderes in den Kopf gesetzt ...

Sandra Blabl

Heute weiß ich, dass eine strikte Diät bzw. eine stark kalorienreduzierte Ernährung über längere Zeit der sicherste Weg ist, eine Essstörung zu entwickeln. Warum, erkläre ich in noch. Es spielen auch noch ein paar andere Faktoren eine Rolle, auf die ich ebenso später eingehen werde.

Schlimmer als blind sein,
ist nicht sehen wollen.

- Wladimir I. Lenin -

TEIL 1: SANDRA, DIE PRIVATPERSON

Das Brett vorm Hirn

In der Zeit wurde bei meinem 47-jährigen Vater ein Bronchialkarzinom diagnostiziert, umgangssprachlich auch bekannt als Lungenkrebs. Er stand eines Morgens auf und hustete Blut. Der Hausarzt überwies ihn sofort ins Krankenhaus für eine genaue Untersuchung, bei der das Karzinom bald gefunden wurde. Die Ärzte machten uns gleich klar, dass es zu spät sei, das Karzinom war inoperabel und das Stadium fortgeschritten. Für die ganze Familie war das ein absoluter Schock!

Ich fühlte mich sehr hilflos und hatte Angst, wie es nun weitergehen sollte.

Obwohl die Ärzte meiner Mutter mitteilten, dass mein Vater sterben würde, begannen sie mit einer Chemotherapie, die meinen Vater massiv schwächte. Heute bin ich überzeugt, dass er ohne diese Tortur entweder etwas länger hätte leben können oder mehr Lebensqualität gehabt hätte in den wenigen Monaten, die ihm blieben. Er war noch einige Zeit in einer Spezialklinik für Lungenkrankheiten, dann schickten sie ihn zum Sterben nach Hause.

Ich hatte zu der Zeit studiert. Mein Vater bekam die Diagnose kurz nachdem das Wintersemester begonnen hatte, und er starb, als das Semester zu Ende war. Ich war nicht allzu oft und regelmäßig in der Uni anwesend. Meine Mutter hatte damals drei Tage in der Woche gearbeitet und konnte sich dann tagsüber nicht um ihn kümmern. Er war immer mehr auf Hilfe angewiesen, da seine Kräfte zusehends schwanden und er mehr und mehr abmagerte.

Also blieb ich viel daheim und ließ das Semester mehr oder weniger sausen, was mir relativ egal war. Aber meinen Vater so zu sehen tat furchtbar weh. Es war eine Erlösung für ihn, schließlich gehen zu können.

Die Zeit nach seinem Tod war voller Trauer, aber auch Ungewissheit, Sorgen und Ängste. Wir lebten in einer Mietwohnung. Meine Mutter arbeite Teilzeit, mein jüngerer Bruder befand sich in der Ausbildung zum Heizungsbauer und ich studierte. Die finanzielle Lage war also nicht gerade bestens. Ich hatte aber bereits zu Beginn des Studiums angefangen zu jobben. Ich wohnte kostenlos daheim, verdiente mir aber so viel dazu, dass ich mein Auto, Urlaub, Ausgang, Kleidung etc. selber finanzieren konnte. Es wäre mir nie in den Sinn gekommen, das nicht zu tun. Vor dem Studium hatte ich eine 2-jährige Ausbildung im Einzelhandel gemacht und mich daran gewöhnt, mir gewisse Dinge leisten zu können.

Irgendwann in dieser Zeit muss es begonnen haben. Wann, wo und wie genau, weiß ich nicht mehr. Ich habe keine Erinnerung daran, ob ich mir mal bewusst gedacht habe, wenn ich das jetzt esse, dann kotze ich es einfach wieder aus oder ob ich davon gelesen hatte oder es einfach intuitiv gemacht habe. Ebenso weiß ich nicht mehr, wie oft diese Fress-Kotz-Attacken anfangs stattgefunden haben. Und selbst nachdem ich damit begonnen hatte, habe ich nicht realisiert, was ich da genau mache.

Genauer gesagt habe ich mir lange keine Gedanken darüber gemacht, warum ich dieses Verhalten habe oder wie ich es wieder loswerden könnte oder was es langfristig für Auswirkungen auf mein körperliches, emotionales und mentales Wohlbefinden haben könnte. Ich habe ja nicht mal gewusst, dass es so was wie Bulimie gibt! Aus meiner heutigen Sicht war ich damals äußerst unerfahren und unreflektiert. Mit einem Brett vor dem Hirn.

Die erste klare Erinnerung an die Anfangszeiten der Bulimie ist, dass ich tagsüber oder abends zu Hause in meinem Zimmer im Bett lag mit Süßigkeiten und Junkfood unter der Bettdecke. Meine Mutter konnte jederzeit reinkommen und ich wollte natürlich nicht, dass sie das mitbekommt. Auffällig war es nicht, dass ich, wenn zu Hause, tagsüber im Bett lag, da ich seit der ersten Schulklasse viel gelesen hatte und ich mich gerne aus Bequemlichkeit zum Lesen aufs Bett legte. Es war ja nach wie vor mein Jugendzimmer in der elterlichen Wohnung. Wenn meine Mutter nach dem

Anklopfen rein kam, zog ich schnell die Decke über das Essen und schluckte noch schneller runter.

Dann war da noch die Sache mit dem Kotzen – dem heimlichen Kotzen, wenn meine Mutter daheim war. Anfangs war es recht mühsam, die Unmengen schnell runtergestopfter Sachen wieder nach oben zu befördern. Da hatte ich auch die Tricks noch nicht so heraus, wie das leichter geht. Daher hielt ich mich teils sehr lange auf der Toilette auf, bis möglichst alles raus war. Das hieß einen Teil kotzen, dann Wasser trinken, um das was noch im Magen war, zu verwässern, damit ich es besser rauswürgen konnte. Dann eine neue Runde ... Gespült habe ich dann erst ganz am Schluss, um es nicht noch verdächtiger zu machen.

Ehrlich gesagt weiß ich bis heute nicht, was sich meine Mutter dabei dachte, wenn ich so oft für 10 Minuten oder mehr auf der Toilette war, den Wasserhahn immer wieder aufdrehte, danach gleich wieder in meinem Zimmer verschwand. Sie hat nie etwas gesagt.

Das war es aber noch nicht mit den Heimlichkeiten. Irgendwo und irgendwie musste ich die Unmengen an Verpackungsmaterialien wieder loswerden, die die Fressorgien hinterließen. Zuhause konnte ich sie schlecht in die Mülltonne werfen, da sie meine Mutter sonst entdeckt hätte. Also sammelte ich den Abfall in großen Plastikbeuteln, stopfte alles richtig fest rein, damit viel reinpasste und band oder klebte den Beutel zu. Einige Zeit lang stopfte ich die vollen Beutel dann in den Schrank, hatte aber auch wieder Angst, dass meine Mutter sie finden könnte. Darum habe ich sie, wenn ich allein zu Hause war, in den Kofferraum meines Autos gebracht und bei Gelegenheit in öffentlichen Abfalltonnen entsorgt.

Sich einzugestehen, dass etwas mit einem nicht stimmt, kann bei Bulimie sehr lange Zeit dauern. Und noch länger, bis die Betroffenen mit jemand anderem darüber reden. Ich habe viele Jahre mit niemandem darüber gesprochen. Weder mit meinen besten Freundinnen, meinen Partnern oder meiner Familie. Lange Zeit nicht mal mit mir selber.

*Die Straße des geringsten Widerstands ist
nur am Anfang asphaltiert.*

- Hans Kaspar (deutscher Schriftsteller) -

Sandra Blabl

Der einfache, bequeme Weg

Kurz vor dem Tod meines Vaters starb der Vater einer Freundin an Herzinfarkt. Vielleicht war es dieses ähnliche Erlebnis, das uns noch mehr zusammenschweißte. Wir weinten und redeten viel über unsere Gefühle und den Verlust unserer Väter, die beide sehr früh starben.

Wir gingen sehr viel zusammen weg. Unsere Freunde wohnten in demselben Dorf etwa 15 km entfernt. Dort veranstaltete die Dorfclique im Sommer und Herbst oft Parties leicht außerhalb des Orts. Das Privatgrundstück gehörte dem Vater einer der jungen Männer. Darauf stand eine Holzhütte und vor der Hütte war eine Feuerstelle. Ideal also, um an den Wochenenden dort ungestört abzuhängen, Musik zu hören, über dem offenen Feuer zu grillen und Alkohol zu trinken.

Im Winter und bei schlechtem Wetter trafen wir uns beim Dorfwirt. Langweilig wurde uns nie. Und auch als unsere Beziehungen zu Ende gingen, gingen meine Freundin und ich weiter zusammen weg. Partys, in die Disko, zu Konzerten, in Bars, ins Kino. Wir wechselten uns regelmäßig ab beim Fahren, so dass eine von uns immer was trinken konnte. Wir haben das sehr locker genommen mit dem Alkohol, es gehörte irgendwie dazu. Wir tranken ja nicht täglich, sondern hauptsächlich an den Wochenenden. Dafür dann schon mal umso mehr.

Irgendwann habe ich in einer Zeitschrift über eine junge Frau gelesen, die regelmäßig große Mengen an Essen verschlungen und wieder ausgekotzt hat, und dass das Bulimie genannt wird. Erst da begann es in meinem Kopf so richtig zu rotieren. In diesem Artikel wurden verschiedene Ansätze beschrieben, wie Menschen den Ausweg aus dieser Essstörung schaffen können. Psychotherapie kam überhaupt nicht in Frage, ich war doch nicht gaga!

Verhaltenstherapie? Nein, sicher nicht. Das geht bestimmt einfacher. Dann stand da noch was von Bachblüten. Nun das war doch mal ein toller Vorschlag! Ich ging also in die Apotheke, kaufte mir die entsprechende Bachblüte und nahm sie genau nach Anweisung in dem Artikel ein. Und wartete. Nahm die Tropfen. Und wartete. Es geschah keine Veränderung. Mist!

Mir war mein unnatürliches Essverhalten nicht geheuer, trotzdem sah ich keine Notwendigkeit, mir externe Hilfe zu suchen. Ich hatte mich sehr dagegen gesträubt, an mir zu arbeiten und bewusst etwas zu verändern. Ich bin den einfachen und scheinbar bequemen Weg gegangen, ein paar Bachblüten zu nehmen, was natürlich keine Bulimie heilt.

Heute bin ich selbst unter anderem Bachblütentherapeutin. Ich kenne und schätze die Wirkung dieser Blüten. Und ich kenne deren Einsatzgebiete und Grenzen. Bei Bulimie können sie zusätzlich zu anderen Methoden wertvolle Dienste leisten, sind aber kein Alleinheilmittel.

Zumindest hatte das Ding jetzt einen Namen und hatte ich etwas unternommen, wenn auch erfolglos.

Sandra Blabl

Tadle Gott nicht,
weil er den Tiger erschaffen hat.
Danke ihm dafür, dass er dem Tiger
keine Flügel verlieh.

- Äthiopisches Sprichwort -

Der Tiger auf dem Gebälk

M eine Studienjahre waren weniger geprägt von Lernen, dem Lesen von Fachliteratur und meinem Engagement im Fachbereich als davon, das Leben zu genießen. Lange in die Nacht reinfeiern, lange schlafen, viel lesen, im Sommer an den See fahren zum Baden und Sonnen ... ach du schönes Studentinnenleben!

Ich war und bin alles andere als faul oder bequem, aber so richtig gepackt hat mich damals das Studium nicht. Ich habe zwei Magisterfächer studiert statt eines Diplomfaches. Der Fachbereich Informationswissenschaft war personell höchst verstaubt, da fühlte ich mich trotz der teils spannenden Studienthemen nicht wohl. Der Fachbereich Wirtschaftsinformatik dagegen bestand - aus meiner damaligen Sicht - aus Überfliegern in der Informatik, den vollen Computerfreaks, alle recht nett und sympathisch.

Ich war in den ersten vier Semestern die einzige Studentin unter den männlichen Studienkollegen und dem rein männlichen Fachbereich (Ausnahme: die Sekretärin). Damit hatte ich eine Art Sonderstatus, kam mir aber immer sehr unwissend vor, darum integrierte ich mich nicht besonders stark.

Ich habe während des gesamten Studiums gejobbt. Die meiste Zeit habe ich bedient, der klassische Studentenjob eben. Zuerst war ich in einem Pilspub in der Altstadt, später in einem angesehenen Weinlokal auf dem Land. Dort verdiente ich recht gut, da ich zum Stundenlohn von den Gästen viel Trinkgeld bekam. Eine junge, freundliche, schlanke Frau, die auch gerne mal ein Schnäpschen mittrinkt, wurde oft reichlich belohnt.

Eine Arbeitsschicht am Wochenende dauerte sechs bis sieben Stunden. Das bedeutete oft sechs bis sieben Stunden nahezu ohne Pause auf den Beinen zu sein. Ich war immer flott, es machte mir auch Spaß. Mühsam war es, wenn ich mich aufgrund einer Fress-Kotz-Attacke vor Dienstbeginn schwach fühlte, der Kreislauf instabil wurde oder mir etwas übel war.

Sandra Blabl

Ich kam mir erstmals so vor, als wäre ich süchtig nach all dem Junkfood, nach Brot mit Streichkäse, nach Schokolade, Kuchen und Chips. Mein Verhalten schien der damaligen, mir bekannten Definition von Bulimie nicht ganz so zu entsprechen. Ich kotzte meine regulären Mahlzeiten nicht aus, sondern hatte zwischendurch immer suchtartige Fressanfälle, in denen ich dann extra dafür Eingekauftes runterschlang.

Das ging teils schon am Nachmittag los, dann am Abend nochmals, je nachdem was ich vorhatte. Nachdem ich alles wieder so gut wie möglich losgeworden war – meist trank ich dann noch viel Wasser, das ich wieder hochwürgte, vielleicht um den Magen zu spülen und die Reste der Kalorienbomben loszuwerden, das sogar mehrmals hintereinander – sackte mein Kreislauf ab. Dann brauchte ich unbedingt schnell was mit Kohlehydraten, damit ich nicht umkippte.

Während der Arbeit, beim Bedienen oder tagsüber in der Uni kotzte ich nie. Es passierte zwischendurch mal, wenn ich zum Essen eingeladen war, dass ich viel zu viel aß, weil die unterdrückte Gier durchkam, dann kotzte ich einen Teil der Mahlzeit wieder. Nur so viel, dass ich nicht gleich wieder essen musste wegen meines Kreislaufes, was aufgefallen wäre, aber genug, damit ich mich so übermäßig vollgestopft fühlte. Aufgefallen ist das nie jemandem, ich perfektionierte dieses Verhalten mit der Zeit.

Es machte mir auch schon lange keine Mühe mehr zu kotzen, denn mit der Zeit ging das wie von allein, ohne dass ich den Finger in den Hals stecken musste.

Da das alles aber umständlich war – wann und wo kann ich meine Fress-Kotzattacken ausleben? Woher bekomme ich Nachschub? Hoffentlich merkt es niemand! – und ich meine Kontrolle über mein Essverhalten wieder haben wollte, machte ich nach langem Überlegen einen Termin in einer Suchtberatungsstelle ab.

Die Frau, bei der ich den Termin hatte, machte auf mich einen sehr distanzierten Eindruck. Ich spürte keinerlei Rapport, also keine vertrauensvolle Beziehung zwischen ihr und mir. Mit flauem Gefühl im Bauch erzählte ich ihr mein Anliegen. Ihre Augen wurden dabei zuerst größer, dann spannte sich ihr ganzer Körper an. Sie hatte keinerlei Erfahrung damit. Das Personal war geschult auf Drogen- und Alkoholabhängigkeit, aber süchtig nach Essen? Statt mir das zu sagen, eierte sie rum und stellte mir eine Reihe von Fragen, die mir nicht zielführend erschienen.

Sie verstand mich nicht. Ich erklärte ihr, dass ich mich immer fühlte, als wäre irgendwo im Gebälk ein Tiger versteckt, der plötzlich ohne Vorwarnung auf mich runter sprang, mich packte und biss. So war es, wenn eine Fressattacke kam. Unsichtbar immer da, plötzlich fiel sie mich an, biss sich an mir fest, und es gab kein Entkommen.

Ich sollte mir dann vorstellen, dass ich den Tiger von dem Gebälk herunterhole, damit er mich nicht mehr von oben anspringen könne, um ihn anschließend in die Freiheit zu entlassen oder ähnliches. Damals fand ich das total albern, heute nenne ich es Visualisierung, was sie da mit mir machte. Ich war sogar noch ein zweites Mal dort, das lief ähnlich ab, ohne dass es mir auch nur im Geringsten half. Also ließ ich es sein und fand mich erst einmal mit meiner Essstörung ab.

Man entdeckt keine neuen Erdteile,
ohne den Mut zu haben,
alte Küsten aus den Augen zu verlieren.

- André Gide
(französischer Schriftsteller, Nobelpreisträger) -

München

Nach Abschluss des Studiums zog ich von Regensburg nach München, da ich einen Arbeitsvertrag in einer kleinen Firma bekommen hatte, bei der ich schon zu Studienzeiten nach Bedarf neu entwickelte Software auf Funktionalität und Benutzerfreundlichkeit getestet hatte. Ich wohnte den ersten Monat in meinem Büroraum, der sich im Untergeschoss des Hauses befand. Dort stellte ich ein klappbares Feldbett auf, den Koffer neben dran. Vor dem Einzug der Firma befand sich eine Arztpraxis in den Räumen, daher gab es auch ein Badezimmer mit Dusche und WC. Eine perfekte Übergangslösung für mich.

An den Abenden, wenn ich nichts auswärts unternahm, saß ich an meinem Arbeitsplatz, surfte im Internet und verschlang so nebenbei mehrere tausend Kalorien. Eines Abends wäre ich fast entdeckt worden. Mitten in einer Fressorgie hörte ich Geräusche. Da kam jemand! Ich schaffte es gerade noch, alles Essbare und die leeren Verpackungsmaterialien in die Schublade des Schreibtischs zu stopfen, dann stand mein Chef in der Tür. Ich tat so, als wäre ich einfach nur erschrocken. Er wohnte in der Nähe, hatte was vergessen und wollte das holen. Da er das Licht sah, wollte er mir noch Hallo sagen. Ganz harmlos. Mein Herz klopfte rasend bis zum Hals.

Ich war froh, als die vier Wochen vorbei waren, dann bezog ich ein günstiges WG-Zimmer. Der Vermieter war am Abend oft unterwegs oder schaute TV, daher hatte ich meine Ruhe im Zimmer. Er respektierte meine Privatsphäre, also freie Bahn den Fressattacken!

Die Monate vergingen, nichts änderte sich in Bezug auf meine Fressattacken. Ich war mehr unterwegs, lernte Leute kennen, baute mir ein soziales Netzwerk auf. Dann verliebte ich mich, ein Jahr später zogen wir zusammen. Das war nun eine komplett neue Situation in meiner Bulimielaufbahn. Kein eigenes Zimmer mehr, keine Rückzugmöglichkeit. Ich nutzte jede Gelegenheit, in der ich mal allein in der Wohnung war, aber „leider" entpuppte er sich mit der Zeit als ein Stubenhocker, wollte ohne mich nicht mal mit seinen besten Freunden was unternehmen.

Mit ihm darüber reden kam gar nicht in Frage. Ich hatte bis dahin, außer mit der Suchberaterin vor einigen Jahren, immer noch mit keiner Menschenseele darüber gesprochen. Es ging einfach nicht, weil ich mich so sehr schämte.

Nach einer personellen Umstrukturierung wurde ich in der Firma von meiner neuen Vorgesetzten gemobbt. Meine Gespräche mit der Vorgesetzten und dem Big Boss brachten keine Veränderung, daher kündigte ich. In den sechs Monaten Arbeitslosigkeit schrieb ich viele Bewerbungen und war viel daheim. Allein. Tagsüber allein, endlich.

Die Beziehung ging nach rund zweieinhalb Jahren in die Brüche. Ich bekam einen neuen Job, lernte dort meinen neuen Partner kennen. Die Bulimie blieb unverändert, mal mehr, mal weniger. Ich hängte mich sehr in den neuen Job rein. Für mich war das alles erst einmal sehr komplex, es ging um Lösungen für Netzwerkspeicher und Datensicherung in mittelständischen bis hin zu globalen Unternehmen. Aber mit der Zeit machte es mir Spaß. Ich war in dieser Firma eine der Ersten im europaweiten Inside Sales Team mit Sitz in München. Im Vertriebsinnendienst wurde ich der Schweiz zugeteilt.

Mein Ehrgeiz machte sich bezahlt: ein Jahr später bekam ich von den Kollegen aus der Schweiz das Angebot nach Zürich zu kommen und dort in den Außendienst zu wechseln. Bisher hatte ich den dortigen Außendienstmitarbeitern zugearbeitet, und nun wurde ich befördert, ohne dass ich mich auf diese Stelle beworben hatte. Wow!

Mein Freund reagierte ablehnend, als ich ihm freudestrahlend von dem tollen Angebot erzählte. Er stellte mich knallhart vor das Ultimatum: der neue Job in der Schweiz oder er. Mein Vorschlag, ich gehe voraus und er solle sich in die Schweiz bewerben und dann nachkommen, lehnte er ohne Zögern ab. Also trennten wir uns.

Wenn ich mir was vornehme, ziehe ich das auch durch. Im Mai 2005 – rund drei Monate nach dem Angebot – brach ich meine Zelte in München ab und zog mit Sack und Pack in die Schweiz. Allein in einem fremden Land. Allein in einer wunderschönen, großen Wohnung auf dem Land. Allein mit der Einsamkeit. Allein mit dem Tiger.

Sandra Blabl

Ein neuer Weg
ist immer ein Wagnis.

Aber wenn wir den Mut haben,
LOSZUGEHEN,
dann ist jedes Stolpern
und jeder Fehltritt
ein Sieg.

Ein Sieg über unsere Ängste,
unsere Zweifel und Bedenken.

- Verfasser unbekannt -

Die Deutschland-Auswanderin

Die ersten neun Monate in der Schweiz waren heftig. Das hatte ich komplett unterschätzt. Von wegen Nachbarland, die gleiche Sprache mit anderem Dialekt. Die Mentalität ist komplett anders als in Deutschland, trotz der Nähe zu Bayern, und innerhalb der Schweiz gibt es eben auch große regionale Unterschiede, nicht nur in der Mundart.

Aber ich gab Vollgas: in der Arbeit musste ich so schnell wie möglich die internen Abläufe kennenlernen, die sich vom Münchner Standort teils stark unterschieden. Zudem hatte ich eine andere Aufgabe. Ich war im indirekten Vertrieb, d. h. ich hatte Endkundenkontakte, arbeitete aber zum Verkauf im Team mit lokalen Geschäftspartnern. Also fuhr ich mit den Partnerbetreuern zu den diversen Geschäftspartnern, um sie persönlich kennenzulernen. Meine potenziellen Kunden waren in der ganzen Deutschschweiz. Büro- und Außendienstzeiten wechselten sich ab. Es gab viel zu tun.

Im Privatleben musste ich mich zurechtzufinden, die Umgebung erkunden, Versicherungen abschließen, den Führerschein umschreiben lassen und vieles mehr. Da blieb mir in den ersten Monaten kaum Zeit, soziale Kontakte zu knüpfen. Ich lernte zwar in der Arbeit tagtäglich neue Menschen kennen, aber das war etwas anderes.

In dieser Zeit erlebte ich, was ich davor und danach nie wieder hatte: mir war an den Abenden und Wochenenden todlangweilig, so allein zu Hause. Mein soziales Netz war in Deutschland, in der Schweiz hatte ich noch keine Freunde oder Bekannte.

Meine Fress-Kotz-Attacken schlugen voll rein, weil ich mich dabei in einem tranceähnlichen Zustand befand und gar nicht merkte, wie schnell in der Phase die Zeit vergeht. Ich hatte keine Kraft dagegen anzukämpfen und keine Idee, wie ich sie verhindern konnte. Es war einfach so, und ich nahm sie hin.

Sandra Blabl

Ich musste was ändern, dieses ständige Alleinsein zehrte an mir. Ich wohnte etwa 45 Minuten Autofahrt von Zürich weg, zu Stoßzeiten war ich locker eine Stunde und mehr unterwegs, wenn ich ins Büro fuhr. Dazu kam die viele Zeit unterwegs, bedingt durch meinen Außendienst. Wenn ich mal ins Kino gehen wollte oder mich mit jemanden in einer Bar treffen, fuhr ich knapp eine Stunde nach Zürich und ebenso lange wieder zurück.

Darum zog ich nach einem Jahr nach Zürich. Über Vitamin B hatte ich eine schicke Wohnung schräg gegenüber dem Firmengebäude bekommen, keine zwei Fußminuten entfernt. Nun hatte ich mehr Freizeit und war flexibler Leute zu treffen.

Ich kannte privat immer noch zu wenige Menschen. Dank Internet-Kontaktbörsen lernte ich schnell Gleichgesinnte kennen, vor allem was den Musikgeschmack anging. Ich traf mich anfangs mit zwei Schweizerinnen, mit denen ich zu Partys und Konzerten und ins Kino ging, dadurch erweiterte sich mein Kontaktnetz rasant.

Bald hockte ich an den Abenden nicht mehr zuhause, im Gegenteil. Ich war mehrmals in der Woche unterwegs, meist Mittwoch bis Samstag jeden Abend, montags oft im Kino oder an jedem beliebigen Wochentag an einem Konzert.

Ich war schon viele Jahre lang extremer Musik- und Konzertfan, vor allem im Bereich Metal und Gothic. Es traten ständig gute Bands und Sänger/Innen auf in Zürich, Pratteln, Luzern, Solothurn oder Basel. Dort traf ich mich mit den Leuten, die ich kennengelernt hatte. Ich war also wieder viel mehr mit dem Auto unterwegs, aber nun privat.

Im Sommer verbrachte ich viele Wochenenden auf Festivals in der Schweiz und in Deutschland, die ein bis vier Tage dauerten, flog sogar extra mehrmals für Konzerte nach Helsinki und Norddeutschland.

In der Zeit nahmen die Schmerzen und Beschwerden immer mehr zu, die mich schon länger plagten. In München hatte ich mehrmals ständig heftigere Sehnenscheidenentzündungen in beiden Handgelenken gehabt und war wegen der starken Schmerzen immer wieder krankgeschrieben. Die hämmernden Kopfschmerzen vermehrten sich jetzt, ebenso die grausam riechenden Blähungen, die stundenlangen Magenkrämpfe und die extremen Ein- und Durchschlafstörungen. Auch mein Zahnfleisch war nicht in Ordnung, es juckte und schmerzte immer wieder und der Zahnarzt fand keine Ursache. Der stressige Job, kaum mehr Entspannung in der Freizeit und vor allem die dauernden Fress-Kotz-Attacken belasteten mich immer mehr.

Am schlimmsten waren die unbeschreiblich starken Schmerzen, die ich immer öfter in den Oberarmen, knapp unter den Schultern bekam. Sie kamen wie angeflogen, und dann konnte ich den entsprechenden Arm nicht mehr nach vorne oder zur Seite bewegen. Ich bin alles andere als schmerzempfindlich und gar nicht wehleidig, aber das brachte mich fast um.

Die Ärzte fanden nichts. Sie vermuteten Fibromyalgie und verschrieben mir eine Rheumasalbe zusammen mit dem Tipp, ich solle den Job wechseln und am Abend noch gemütlich spazieren gehen. Von der Bulimie sagte ich ihnen natürlich nichts. Die innere Blockade, mich zu outen war immer noch da.

Langsam kam ich mir vor wie eine wandelnde Apotheke. Ich nahm mehrmals pro Woche Schmerztabletten gegen den grausamen Kopfschmerz, schmierte Rheumasalbe auf die Arme (was auch Linderung brachte), spülte den Mund mit allerlei natürlichen und unnatürlichen Mitteln, und testete diverse Schlafmittel, von pharmazeutisch bis pflanzlich. Ich trank auch Kräutertees, die eine beruhigende und/oder entkrampfende Wirkung haben – nur nicht bei mir.

In dieser Zeit begannen die nächtlichen Attacken. Immer, wenn ich nach Hause kam, egal ob um 23.00 Uhr nach dem Kino oder um 4.00 Uhr morgens nach einer Party, dann wartete er schon auf mich: der unendliche Zwang, noch möglichst viel Junkfood reinzufressen. Manchmal erwachte ich am Morgen auf dem Sofa liegend, weil ich total übermüdet während einer Fressattacke eingeschlafen war. Wenn das passierte, hatte ich das Zeug nicht mehr ausgekotzt und bekam gleich wieder Panik zugenommen zu haben.

Irgendwie war mir schon klar, dass ich meinen Körper aufs Extremste quälte mit dem vielen Fortgehen inklusive Alkohol, zu wenig Schlaf (der dann auch noch miserabel war) und den vielen Fress-Kotz-Orgien. Ich war im perfekten Hamsterrad und wusste nicht wie ich es ändern konnte.

Heute ist mir klar, warum sich die Essattacken auf die Nacht ausgedehnt hatten. Warum der Tiger jetzt auch bei Dunkelheit auf Jagd ging.

Manchmal zeigt sich unsere Stärke,
wenn wir verletzlich sind.
Manchmal ist ein Zusammenbruch nötig,
um uns wieder zu finden
und unseren Weg fortsetzen zu können.

- Melody Beattie -

Sandra Blabl

Zusammenbruch

I rgendwann war ich so fertig und erschöpft, dass ich es nicht mehr verstecken konnte. Ich kam regelrecht auf dem Zahnfleisch daher. Das war so schlimm, dass ich alles absagte, was ich privat abgemacht hatte. Einmal traf ich mich noch mit Bekannten bei einem Konzert, aber bereits nach dreißig Minuten brach ich fast zusammen und ging wieder nach Hause.

Die Müdigkeit wurde so übermächtig, dass ich mich nur mühsam durch den Arbeitstag schleppte und den Abend am Sofa verbrachte: lesend und damit beschäftigt, Junkfood in mich reinzustopfen und wieder loszuwerden! Das passierte einfach, egal wie schlecht es mir sonst ging. Trotz der massiven Erschöpfung konnte ich damit nicht aufhören und kaum schlafen. Ich wälzte mich fast die ganze Nacht im Bett rum.

Ich erzählte einer Arbeitskollegin von meinen vielen Beschwerden (aber natürlich nichts von der Bulimie) und sie gab mir den Tipp zu einer Bioresonanzpraxis zu gehen, in der sie selbst gute Erfahrungen gemacht hatte. Ich hatte zwar mit nicht-schulmedizinischen Behandlungen bis dato nichts am Hut, aber ich war verzweifelt, und die Ärzte konnten mir in Bezug auf die vielen Fibromyalgieschmerzen in den Armen nicht helfen.

Fibromyalgie wird umgangssprachlich als Weichteil-Rheumatismus bezeichnet. Es ist eine chronische, nichtentzündliche und schmerzhafte Erkrankung, die die Muskeln, Sehnen und Bänder betrifft. Diagnostiziert wird Fibromyalgie in der Regel im Ausschlussverfahren, also wenn keine andere Krankheit festgestellt werden kann, in Verbindung mit dem Vorhandensein von Druckschmerzen an definierten Punkten. Gemäß der Schulmedizin kann die Erkrankung bei den meisten Patienten zwar nicht geheilt, aber mit einer Langzeittherapie etwas gelindert werden.

Auf meine telefonische Terminanfrage erhielt ich die freundliche Antwort, dass ich als Neupatientin mit einer zwei- bis dreimonatigen Wartezeit rechnen müsse. Die Welt brach über mir zusammen. Meine letzte Hoffnung auf Hilfe schwand schlagartig dahin! Ich konnte nicht mehr klar denken. Es fiel mir zum Beispiel. nicht ein, dass ich zu einem anderen Bioresonanztherapeuten gehen könnte. Ich konnte nicht mehr sprechen und bekam einen Heulkrampf. Nach ein paar Sekunden bat mich die Dame am Telefon zu bleiben. Nach einer gefühlten Ewigkeit meldete sie sich wieder und fragte, ob ich am nächsten Nachmittag vorbeikommen könnte. Immer noch schluchzend sagte ich zu, ohne meinen Terminkalender zu überprüfen.

Bei der Testung kam unter anderem heraus, dass ich eine Laktoseintoleranz hatte und generell empfindlich auf Zucker reagierte, was meine Reizdarmsymptomatik und die vielen Blähungen erklärte. Die Therapeutin stellte so viele Testampullen zu noch anderen Themen zur Seite, die bei mir als relevant angaben, dass ich am Schluss nur noch fragte, ob das bedeute, dass ich mich notschlachten lassen müsse?! Ich meinte das sogar ernst. Von der Bulimie erzählte ich wie immer nichts, obwohl ich in diesem Fall ein schlechtes Gewissen hatte, weil ich es verschwieg.

Damals erstaunte mich, dass viele Beschwerden durch diese Bioresonanzbehandlung besser wurden. Direkt nach dem Termin hatte ich angefangen, alle Milchprodukte und alle Lebensmittel, die Laktose enthielten, rigoros wegzulassen. Ich zog das voll durch. Denn ich mache nie was mittelmäßig, entweder ganz oder gar nicht. Halbe Sachen sind nicht mein Ding.

Die extreme Müdigkeit und die ganzen Schmerzen reduzierten sich innerhalb kurzer Zeit auf ein erträgliches Level. Ich hatte weniger Blähungen, der Reizdarm beruhigte sich etwas. Meine Lebensenergie kam zurück, ich ging wieder mehr unter Leute. Ich war nahezu zusammengebrochen, aber der Tiger war und blieb unverändert stark. Ich begann ihn langsam, aber sicher zu hassen.

Hab Geduld,
alle Dinge sind schwierig,
bevor sie einfach werden.

- Französisches Sprichwort -

Eine neue Welt

Beflügelt durch den unerwarteten Erfolg der Bioresonanztherapie und der Ernährungsumstellung begann ich tonnenweise Bücher zu lesen: über Ernährung, Schüssler-Salze, Bachblüten, Kinesiologie und auch Heilsteine und deren Einsatzgebiete. Da tat sich eine ganz neue Welt für mich auf!

Ich wurde Großkundin bei Amazon, jede Woche bekam ich eine Ladung Bücher geliefert. Das war alles so faszinierend. Ich wollte wissen, wie es die Naturheilkunde schafft, gemäß der Schulmedizin chronische Krankheiten wie Fibromyalgie in wenigen Monaten fast zum Abheilen zu bringen. Ich hatte den Grundstein für meine neue Zukunft gelegt.

Ich wollte mich ab jetzt gesünder ernähren. Nachdem ich mich mit den Grundlagen der Traditionellen Chinesischen Medizin beschäftigt und ausführlich über die 5-Elemente-Ernährung gelesen hatte, gehörten sämtliche Diät- und Lightprodukte der Vergangenheit an.

Ich kochte schon seit Jahren täglich, ab jetzt kochte ich eben anders. Gemäß meinem Elemente-Typ betonte ich entsprechende Elemente, stärkte meine Mitte und beachtete vor allem auch die Wirkung der Lebensmittel auf den Temperaturhaushalt des Körpers. Ich fror viel weniger im Winter, wie angenehm. Sogar „im Kreis herum" kochte ich lange Zeit. Es machte mir Spaß.

Eines änderte sich nicht. Bei den Essattacken stopfte ich nach wie vor massenweise die ungesunden Zuckerbomben in mich rein.

Dank meines besseren Körpergefühls und des Energiezuwachses beschloss ich, wieder Sport zu machen. Vor meinem Umzug nach München war ich jahrelang Mitglied in einem Fitness-Studio und ging mehrmals pro Woche ins Step-Aerobic, machte Ausdauer- und leichtes Krafttraining und spielte Squash. Phasenweise war ich richtig süchtig nach Sport. Mehrere Tage ohne Auspowern machten mich unruhig. Mit dem Umzug nach München war das schlagartig vorbei und setzte sich in der Schweiz fort. Jetzt wollte ich wieder was machen.

Da die Mitgliederbeiträge in den Züricher Fitness-Studios recht hoch waren und ich unabhängig von Zeiten für die Gruppentrainings bleiben wollte, setzte ich mir in den Kopf erstmalig in meinem Leben zu joggen. Am Gymnasium hatte ich im Sportunterricht nahezu alles gerne gemacht außer laufen. Die 100-Meter-Sprints gingen noch, die waren kurz und schnell, das lag mir, aber vor den 1000-Meter-Läufen drückte ich mich nach Möglichkeit.

Nach dem Lesen eines Buchs über Lauftraining für Frauen startete ich an einem Montagabend im Februar nach der Arbeit. Es war nasskalt und dunkel, ich wechselte Schneckentempo-Jogging ab mit Gehen, und nach 20 Minuten war ich wieder daheim. Nass und zufrieden. Bis zum Frühsommer steigerte ich auf vier Mal pro Woche, je 45 bis 60 Minuten. Wow, das tat gut! Ich war zurück!

Dem Tiger konnte ich aber nicht davonlaufen.

Ob eine Sache gelingt,
erfährst Du nicht,
wenn du darüber nachdenkst,
sondern wenn Du es ausprobierst.

- Verfasser unbekannt -

Familienaufstellung

Eine Bekannte erzählte mir bei einem Treffen, dass sie eine Familienaufstellung gemacht hatte und danach mehrmals als Stellvertreterin bei Aufstellungen anderer Personen dabei war.

Bei einer Familienaufstellung werden Personen stellvertretend für Familienmitglieder eines Klienten im Raum angeordnet, das heißt aufgestellt. Diese Stellvertreter erhalten keine Informationen über den Klienten, nehmen dennoch die Gefühle der zu vertretenden Familienmitglieder wahr, sprechen deren Worte oder verhalten sich wie sie. Familienmuster und Verstrickungen können so aufgedeckt und für den Klienten gelöst werden.

Es klang so spannend, dass ich beschloss, einen neuen, diesmal richtigen Anlauf zu nehmen, um die Bulimie loszuwerden. Ich führte zuerst ein ausführliches, persönliches Gespräch mit dem Aufstellungsleiter, einem psychologischen Berater. Der Rapport stimmte, dennoch kostete es mich große Überwindung ihm zu sagen, um was es ging.

Dann war der Aufstellungssonntag da. Ich sollte als Erste aufstellen und musste dann mein Thema nennen. Ok, Augen zu und durch: „Ich habe seit etwa 12 Jahren Bulimie." Ich sah einige Stellvertreter zusammenzucken und wäre am liebsten geflüchtet. Hätte sich in dem Augenblick ein Loch im Boden aufgetan, dann wäre ich aus Scham reingesprungen.

Dabei war es ein sehr, sehr interessantes Erlebnis für mich! Ich erfuhr Dinge über meine Herkunftsfamilie, da war ich sprachlos. Waren das Hirngespinste? Das musste ich unbedingt nachprüfen bzw. meine Mutter fragen, ob das wirklich so war.

Die Essenz der Aufstellung war jedoch, dass ich für meinen ein Jahr älteren, kurz nach der Geburt verstorbenen Bruder mitaß, weil er nicht gehen wollte und ich unbewusst seine Rolle eingenommen hatte. Das leuchtete mir ein, denn ich hatte Wirtschaftsinformatik studiert, war in der Schweiz eine von sehr wenigen Frauen in der Storage Branche im Vertriebsaußendienst, hörte Metal Musik, lief mehrheitlich in Hosen rum und war nie der jööööööö-Mama-Typ. Ich wollte auch nie Kinder.

Ich sprach mich mit meinem Bruder in Form seiner Stellvertreters aus und er ließ mich los. Das war so emotional, ich habe geheult wie ein Schlosshund. Danach war ich erst mal fix und fertig, blieb aber den restlichen Tag dort und habe nach einer Pause als Stellvertreter mitgewirkt.

Erschöpft ging ich später nach Hause und hatte gleich darauf die erste Essattacke des Abends. Ich war enttäuscht. Da hatte ich so viel Hoffnung nach dem eindrücklichen Erlebnis mit meinem Bruder, und innerhalb weniger Stunden war sie zerstört.

Ich ging danach noch fünf oder sechs Mal zu dem psychologischen Berater und wir machten mit systemischer Aufstellung mit Symbolen weiter. Es brachte mir viel, denn ich arbeitete viele Familiengeschehnisse auf und erhielt eine Menge Erkenntnisse. Die Erfahrung änderte auch meine Gefühle zu meiner Familie, was ich hauptsächlich daran merkte, dass ich nicht mehr so aggressiv auf meine Mutter reagierte.

Da ich vorher nichts von solchen Methoden wusste, war es für mich hoch spannend, wie Familienmuster weitergegeben werden und wie das Schicksal unserer Vorfahren uns prägt.

Der Tiger zeigt sich unbeeindruckt von diesen Erlebnissen. Verdammt!

Wege entstehen dadurch,
daß man sie geht.

- Franz Kafka -

Du solltest Ernährungsberaterin werden

E ines Tages in der Arbeit – ich hatte mittlerweile aufgrund eines guten Angebots eines Personalvermittlers den Job gewechselt und arbeitete bei einem Wettbewerber – bemerkte ich, dass laktosefreie Milch im Kühlschrank der Gemeinschaftsküche war. Eine Arbeitskollegin hatte schlimme Beschwerden mit der Verdauung, vor allem wenn sie Milch in den Kaffee gab. Nach einem ärztlichen Test bekam sie eine Liste mit den Lebensmitteln in die Hand gedrückt, die sie nicht vertrug. Es war eine lange Liste und sie war fast verzweifelt, weil sie nun scheinbar kaum mehr etwas ohne Beschwerden essen konnte.

Nach einem kurzen Blick auf die Liste erklärte ich ihr die Zusammenhänge. Wenn sie die top drei bis fünf Lebensmittel mal weglassen würde, dann würden die anderen womöglich keine Beschwerden mehr auslösen. So war es auch, und sie meinte begeistert: du solltest Ernährungsberaterin werden.

Dieser Satz ging mir nicht mehr aus dem Kopf. Ich konnte mich ja mal erkundigen, wo solche Ausbildungen angeboten wurden. Ich landete bei der Online-Suche ständig auf Homepages von Heilpraktikerschulen, bei denen man den sogenannten „Ganzheitlichen Ernährungsberater" absolvieren konnte.

Heilpraktiker, Heilpraktikerin ... was lernen die denn so? Dann kam wieder der Sandra-Turbo zum Vorschein: es begeisterte mich sehr, was es da alles zu lernen gab. Vor allem, weil ich ja selbst so gute Erfahrungen damit gemacht hatte. Ich durchstöberte erneut alle Homepages der Heilpraktikerschulen, nur verglich ich jetzt das Gesamtpaket. Zwei Wochen später hatte ich ein Gespräch beim Schulleiter der Paracelsus-Schule in Zürich, schrieb mich einen Tag später ein, und vier Wochen danach saß ich in meinem ersten Unterricht zur Naturheilpraktikerin.

Sandra Blabl

Deine Nahrungsmittel
seien deine Heilmittel.

- Hippokrates, griechischer Arzt -

Vegan

Einige Monate später las ich das Buch „China Study: Die wissenschaftliche Begründung für eine vegane Ernährungsweise" von T. Colin Campbell und Thomas M. Campbell. Es war damals noch nicht in deutscher Übersetzung erhältlich, aber mein Englisch war gut genug für die Originalausgabe.

Noch während des Lesens beschloss ich, ab sofort vegan zu essen. In dem Buch wird wissenschaftlich fundiert beschrieben, welchen Einfluss der Verzehr von tierischen Produkten auf Zivilisationskrankheiten hat.

Da ich nun wegen der Laktoseintoleranz sowieso schon keinerlei Milchprodukte mehr aß, Wurstwaren schon seit Jahren nicht mehr, weil ich das gepantschte Zeug nicht gern hatte, kaum jemals Rind gegessen hatte und immer seltener Schwein, fiel mir die Umstellung relativ leicht. Keinen Fisch und kein Geflügel mehr zu essen war noch am schwersten, aber nach wenigen Wochen war es selbstverständlich vegan zu essen. Ich kochte immer noch jeden Tag selber, da ging das ganz leicht.

Die Fibromyalgie verschwand nun komplett! Endlich hatte ich die lästigen Schmerzen am Körper los und auch die Kopfschmerzen verschwanden. Das Zahnfleisch juckte nicht mehr, und der Schlaf wurde deutlich besser. Generell fühlte ich mich viel vitaler und wohler.

Die Essattacken kamen nachmittags überhaupt nicht mehr, sie hatten sich jetzt ganz auf den Abend und die Nacht verschoben.

Der fleischfressende Tiger ließ sich aber nicht mal durch veganes Essen verschrecken.

Sandra Blabl

Gib nicht auf.
Das, was man sich im Leben
am meisten wünscht,
kann hinter der nächsten Ecke
auf dich warten.

- Dialog aus der Serie „Ally McBeal" -

Kinesiologie

Zu Beginn der Heilpraktikerausbildung hörte ich immer wieder von der Kinesiologie. Das ist eine Methode, um Blockaden und Stressreaktionen abzubauen, indem mit dem sogenannten Muskeltest der Körper befragt wird, was die Blockaden verursacht und mit welchen Methoden diese dann aufgelöst werden können.

Das interessierte mich deshalb sehr, weil ich davon ausging, dass sich bei der Familienaufstellung und den nachfolgenden Terminen nicht alles gelöst hatte. Bei mir waren sicher noch unbewusste Blockaden vorhanden.

Später lernte ich selbst Kinesiologie. Damals war ich neugierig und meldete mich bei einer Kinesiologin in der Nähe der Arbeitstelle an.

Als ich erzählte, dass ich Bulimie habe, kam die Energie im Raum sofort ins Stocken. Die Anamnese verlief schleppend. Sie konnte mit diesem Thema nichts anfangen und wusste darum nicht so recht, was sie beim Muskeltest abfragen sollte und machte eine allgemeine Blockadenlösung.

Ich machte dennoch einen weiteren Termin ab, und die Kinesiologin hatte sich in der Zwischenzeit eingelesen. Wir arbeiteten insgesamt fünf Sitzungen an meinem Thema. Dann brach ich die Behandlung ab, denn an der Bulimie änderte sich nichts und der Tiger brüllte weiter.

Sandra Blabl

Sorge dich nicht,
wohin dich der einzelne Schritt führt:
Nur wer weit blickt, findet sich zurecht.

- Dag Hammarskjöld -

Geistheilung

Eine Freundin, die auch aus der IT-Branche kam, aber raus wollte, hatte Reiki und Geistheilen gelernt. Wir hatten einmal abgemacht, dass sie zu mir nach Hause kommt, damit ich für meine Ausbildung in klassischer Massage, die ein Teil der Heilpraktikerausbildung ist, an ihr üben könnte. Dafür wollte sie mir Reiki geben.

Als ich ihren Rücken massierte, fragte sie mich plötzlich: „Hattest du mal Bulimie?". Ich erstarrte innerlich. Was sollte ich jetzt nur antworten? Es einer fremden Therapeutin zu sagen, war schon schlimm genug für mich, aber einer Freundin? Lügen kam aber nicht in Frage, also raus damit: „Ich habe sie immer noch." Dann fragte ich sie, wie sie darauf gekommen sei? Und sie meinte ganz locker, sie spüre so was.

Sie schlug mir vor, eine Geistheilung zu machen, allerdings wollte sie das, wenn ich mich richtig erinnere, bei Neumond machen. Ich hatte nichts zu verlieren, daher willigte ich ein. An diesem Abend kam sie zu mir, ich lag mit offenen Augen auf dem Sofa. Was sie machte, weiß ich aber nicht. Ich spürte einmal einen großen Druck im Hals, als würde mich jemand würgen, aber sonst nichts. Es dauerte nicht allzu lange, dann war sie fertig und meinte, ich solle nun abwarten.

Die nächsten vier Wochen waren die Hölle. So heftige und viele Attacken hatte ich noch nie gehabt. Ich brach an den Abenden fast zusammen, hatte ständig Heulkrämpfe und fühlte mich hilflos wie nie zuvor. Ich wandelte wie ein Roboter durch die Tage, um an den Abenden zu fressen und kotzen, was das Zeug herhielt.

Und nach exakt vier Wochen war der Spuk vorbei. Von einem Tag auf den anderen. Ich konnte es kaum glauben! Als ich ihr eine Rückmeldung gab, bestätigte sie mir, dass es einen Mondzyklus brauche, bis die Wirkung eintritt. Das wusste ich vorher nicht, aber es war der Hammer.

Meine Energie kam zurück mit dem Ergebnis, dass ich unternehmungslustiger wurde und mehr fortging. Ich schlief besser und fühlte mich morgens frischer und klarer. Im Heilpraktikerunterricht konnte ich mich besser konzentrieren, so machte mir das Lernen gleich wieder mehr Spaß. An den Abenden fühlte ich mich innerlich ruhiger. Das Schönste daran war, dass ich mehr Zeit für mich hatte. Vorher hatte ich die Abendstunden mit den Fressattacken verbracht, jetzt lernte ich, las Bücher, machte Yoga und ging Joggen. Und meine Lebensfreude kam zurück – hurra! Winke, winke, Tiger!

Circa sechs Wochen später hatte ich das erste Mal wieder den Drang, am Abend was Süßes zu essen. Ich konnte nicht widerstehen und die Schokolade löste eine Essattacke aus. Resigniert schlurfte ich danach zur Toilette. Dann war es wieder ein paar Tage gut, eine erneute Attacke kam und zwei Wochen später war ich wieder im Tagesrhythmus.

Der Tiger hatte sich wohl nur Urlaub gegönnt.

Kleine Schritte sind besser
als keine Schritte.

- Willy Brandt -

Sandra Blabl

Die erste Hypnose

Die berufsbegleitende Ausbildung zum Heilpraktiker zusätzlich zum 100 %-Job im Außendienst (und im Prinzip arbeitete ich teils weit mehr als 100 %) war nicht machbar, daher wechselte ich nach rund zwei Jahren wieder die Firma. Dort hatte ich dieselben Aufgaben, aber bei einem 75 %-Arbeitsvertrag. Und den musste ich auch einhalten, weil ich einmal pro Monat eine volle 40-Stunden-Schulwoche hatte.

Mein Zeitplan sah für die ersten zwei Jahre der Heilpraktiker Ausbildung so aus:

Pro Monat hatte ich drei Wochen Vollzeitjob und eine Schulwoche. Bei circa vierzehn vollen Schulwochen pro Jahr nahm ich noch zwei Wochen meines Urlaubs für die Schule. Dazu kamen sehr viele Wochenenden, an denen Samstag und Sonntag ganztags Schule war. So war es gar nicht selten, dass ich sechs bis acht Wochen lang keinen einzigen freien Tag hatte, sondern von der Arbeit in die Schule ging. Ich war dankbar für Weihnachten, Ostern, Pfingsten und die Sommerferien und die paar freien Wochenenden dazwischen.

Meine Freizeitaktivitäten und die vielen Konzerte reduzierten sich ganz schnell. Bei ständigen 7-Tage-Wochen auch noch abends viel unterwegs zu sein, das schaffte nicht mal ich.

Da mir die Schule und der Lernstoff unheimlich großen Spaß machten, hatte ich im Unterricht einigermaßen Energie und fühlte mich gut. Und ich las weiter zuhause viele Fachbücher, schulmedizinische wie naturheilkundliche Themen.

In dieser Zeit absolvierte eine Bekannte ihre Hypnoseausbildung. Da einer meiner Dozenten kürzlich sehr Positives über Hypnose erzählt hatte, wollte ich mit der Bekannten das Bulimie-Thema auf diese Weise angehen.

Im hypnotischen Zustand werden Erfahrungen und Erlebnisse aus der Vergangenheit im Unterbewusstsein verändert. Rund 5 - 10 % beträgt der Anteil unseres Bewusstseins, etwa 90 - 95 % sind dagegen unbewusst. Um nachhaltig Veränderungen zu bewirken ist es wichtig, mit dem Unterbewusstsein zu arbeiten. Das wusste ich schon damals.

Und genau das wollte ich. Ich wollte diese Fressattacken nicht haben. Ich entschied mich nie bewusst dazu. Es passierte einfach, wie ferngesteuert. Das konnte also nur unbewusst ablaufen.

In der ersten Sitzung machte sie eine Wohlfühlhypnose, damit ich mich in die Hypnose reinfühlen könne. Wir machten einen zweiten Termin ab, um dann mein Thema zu behandeln. Sie gab zu, sich bei ihrer Ausbilderin noch erkundigen zu müssen, wie genau bei Bulimie vorzugehen sei. Autsch! Schon wieder eine, die keine Ahnung hat, dachte ich mir.

Nach der zweiten Sitzung wurden die Fress-Kotz-Attacken gefühlt mehr, nach dem dritten Mal wurden sie noch heftiger! Ich brach daraufhin die Behandlung ab, da ich Panik bekam, es würde immer noch schlimmer werden. Ich war erschöpft, die erneute Hoffnung total zerstört.

Dennoch war es sehr spannend, welche Szenen aus meiner Vergangenheit vor meinem inneren Auge abliefen, welche Menschen in meinem Kopf auftauchten und wie gut ich mir all die Dinge vorstellen konnte. Ich redete in Hypnose mit Menschen, die ich schon viele Jahre nicht mehr gesehen hatte und sprach mich mit ihnen aus. Es war teils auch sehr emotional und ich weinte. Was ich in der Hypnose erlebt und aufgearbeitet hatte, tat mir in vielen Belangen gut, aber mein Tiger ließ sich leider nicht hypnotisieren.

Das Äußere der Materie ist das Sichtbare.
Das Innere der Materie ist Energie.
Das Äußere des Geistes ist das Denken.
Das Innere des Geistes ist Energie.

- Tarab Tulku -

Trotz des Misserfolgs ließ mich die Hypnose nicht mehr los. Das musste ich unbedingt lernen! Das war das Interessanteste, was ich bisher an Therapiemethoden kennengelernt hatte.

Nach intensiver Internet-Recherche wollte ich mich zur 7-Tage-Intensivausbildung im OMNI Hypnose Training Center® in Zürich anmelden. Leider bekam ich die Rückmeldung, der Kurs sei ausgebucht, ich könne mich aber auf die Warteliste setzen lassen. Das machte ich auch und plante die sieben Tage in weiser Voraussicht fest für die Hypnoseausbildung ein. Ich zweifelte keine Sekunde daran, in vier Monaten selbst Hypnosetherapie zu lernen.

Die dreifache Belastung Arbeit plus Schule plus Bulimie inklusive schlechtem Schlaf führte dazu, dass meine Energie wieder rapide nachließ und meine Laune war irgendwo im Keller. Ich hatte tagsüber dauernd Magenkrämpfe und kämpfte, um wachzubleiben. Meine Motivation reduzierte sich dadurch gewaltig, und das belastete mich, da ich eigentlich sehr gerne in die Heilpraktikerschule ging. Es gab auch immer wieder Prüfungen, schriftliche wie praktische, und die wollte ich natürlich alle bestehen.

Eines Abends durchsuchte ich meinen Stapel neuer, noch ungelesener Bücher. Eines der Bücher zog es regelrecht in meine Hände: „Sucht - die unerfüllte Suche nach einem erfüllten Leben: Ursachen und Auswege" von Ulrike Banis. Ich hatte mir das Buch vor einiger Zeit gekauft, da ich die Bulimie als Sucht empfand. Die unsägliche, scheinbar unbezwingliche Sucht zu essen und danach zu erbrechen. Ja, auch das Erbrechen war eine Sucht, ich konnte das viele Zeug gar nicht drin behalten, selbst wenn ich es wollte.

Ich war ständig auf der Suche nach Heilmethoden, denn ich konnte es nicht glauben, dass ich die Bulimie nicht ausheilen konnte. Nach der Geistheilung hatte ich erlebt, wie es sich anfühlt bulimiefrei zu sein, und das wollte ich wieder erreichen. Dauerhaft.

Ich fragte mich, ob diese Essstörung überhaupt eine Krankheit ist. Mein Ehrgeiz war geweckt, ich wollte wissen, was wirklich hinter der Bulimie steckt. Ich spürte, wenn ich mir selbst helfen könnte, dann kann ich in meiner späteren Tätigkeit als Heilpraktikerin auch anderen betroffenen Frauen helfen. Um das zu erreichen, las ich viele Fachbücher über diverse Heilmethoden und Behandlungsformen. Das Buch von Dr. Banis zog mich gleich in seinen Bann.

Die Ärztin Ulrike Banis arbeitet mit der Psychosomatischen Energetik, einer Therapieform, die Körper, Seele und Lebensenergie einbezieht und, wie sie schreibt, „einen wertvollen Beitrag zur Überwindung der Sucht leisten kann".

Die Psychosomatische Energetik ist ein ganzheitliches Konzept, das moderne naturwissenschaftliche Erkenntnisse mit Homöopathie und fernöstlicher Energiemedizin verbindet. Dabei werden mit dem Reba® Testgerät die vegetativen Nervengeflechte des Körpers getestet, der Zustand des körperlichen, seelischen und mentalen Energiestatus, und es wird geprüft, ob vegetative Regulationsblockaden vorhanden sind.

Das was ich über die Psychosomatische Energetik las, fesselte mich ungemein. Konnte diese Methode der Schlüssel zu meiner Gesundung sein? Ich musste das unbedingt versuchen. Erneute Hoffnung keimte in mir auf.

Noch bevor ich das Buch zu Ende gelesen hatte, rief ich in der Praxis von Dr. Banis in Konstanz an, um mir einen Termin geben zu lassen. Die Dame am Telefon meinte, ich hätte Glück, es seien gerade ein paar Patienten mit der Therapie fertig geworden, daher hätte sie einen Termin für mich anfangs November. Es war aber gerade mal Juni.

Zähneknirschend fragte ich sie, ob es denn in der Schweiz Therapeuten gäbe, die mit der Psychosomatischen Energetik arbeiten, da ich nicht so lange warten wollte. Die Überraschung war groß, als mir die Dame daraufhin mitteilte, dass Dr. Banis eine zweite Praxis in der Schweiz habe. Dort bekam ich drei Wochen später einen Termin.

Wieder musste ich sagen, dass ich Bulimie habe. Ich erzählte schnell, damit ich es hinter mir hatte. Der folgende kinesiologische Armlängentest in Verbindung mit dem Reba® Testgerät zeigte auf, dass ich sehr niedrige Energiewerte auf der körperlichen und emotionalen Ebene hatte, außerdem war ich stark parasympathikoton. Das bedeutet eine Verschiebung des Gleichgewichts innerhalb des autonomen Nervensystems in Richtung des Parasympathikus mit den Symptomen Müdigkeit, Erschöpfung, Verlangsamung in Reaktion und Koordination, Kloß im Hals, Druck in der Brust und in der Magengegend, Verdauungsprobleme und niedriger Blutdruck. Das traf bei mir alles zu.

Das Testergebnis beeindruckte mich gewaltig. Dr. Banis sagte mir im Detail, wie es mir ging (so ausführlich hatte ich ihr meine Beschwerden nämlich nicht geschildert) und woher das aus energetischer Sicht kam. Wow, das konnte sie alles mit dem Test herausfinden?

Ich hörte nur noch mit halbem Ohr zu, als sie mir eindringlich sagte, dass ich schulmedizinisch gesehen einen klassischen Burnout hätte und dringend was dagegen unternehmen müsste. Ich, Burnout? So ein Quatsch, dann müsste ich ja wohl schon flach liegen. Aber diese Psychosomatische Energetik war so spannend!

Sie verordnete mir homöopathische Tropfen, um meine Energiewerte zu steigern und das autonome Nervensystem wieder in Balance zu bekommen. Schnell nahm ich die Unterlagen in Empfang und fragte sie dann, wo ich die Methode der Psychosomatischen Energetik lernen könne. Sie nannte mir eine Internetadresse und sagte, der nächste Grundkurs wäre bereits Ende August in der Nähe von Luzern.

Wieder daheim, lachte ich erst mal laut raus. Burnout? Nein, sicher nicht. Ich holte mir dennoch die Tropfen aus der Apotheke und meldete mich zur Basisausbildung in Psychosomatischer Energetik an.

In der Folgewoche hatte ich Schule. Am Donnerstag Vormittag passierte es. Die Welt um mich herum versank in einer Wolke, die Stimme des Dozenten verschwand in weiter Ferne, mein ganzer Körper schien sich aufzulösen, eine bodenlose Schwärze begann sich in meinem Kopf auszubreiten. Und schlagartig wusste ich, dass ich tatsächlich Burnout hatte.

Endlich gestand ich mir ein, dass ich nicht immer die starke Sandra sein musste. Da ich an der Bulimie immer gescheitert war, habe ich mich umso mehr bemüht, alles andere zu schaffen und sogar das Mammutprogramm Schule und Arbeit zu bewältigen, ohne nach außen Schwäche zu zeigen.

Ich schaffte es noch, bei meinem Hausarzt in Zürich einen Termin für den nächsten Tag zu vereinbaren, um mir eine Krankmeldung zu holen. Anschließend ging ich zitternd und wie ferngesteuert nach Hause und legte mich auf das Sofa. Lag einfach da und starrte in die Luft. Mein Kopf fühlte sich leer an und selbst das Denken war mir zu anstrengend.

Ich bekam eine Krankmeldung für drei Wochen. Der Hausarzt wollte mir irgendein Medikament verschreiben, was ich ablehnte. Der Weg zu meiner Wohnung kam mir unendlich lange vor. Ich wollte nur noch schlafen, konnte aber nicht. Ich lag wieder auf dem Sofa, tränenüberströmt, bis ins Mark erschöpft, am ganzen Körper zitternd, mit leerem Kopf.

Viele Erinnerungen an die folgenden drei Wochen habe ich nicht. Ich weiß noch, dass mir die geringste Tätigkeit schon zu viel wurde. Wenn ich mal kurz Einkaufen ging, fühlte ich mich hinterher, als hätte ich untrainiert einen Marathon gelaufen und lag danach stundenlang katatonisch auf dem Sofa. Ich ging nicht mal ans Telefon, weil es mir zu anstrengend war, das Telefon an Ohr zu halten und zu sprechen.

Die ganze Zeit über nahm ich aber intuitiv die Tropfen, die Dr. Banis mir verschrieben hatte. Nach drei schlimmen Wochen ging es mir langsam wieder besser. Ich konnte noch zu Hause bleiben, da ich direkt im Anschluss zwei Wochen Urlaub hatte, die schon lange geplant waren. Anschließend ging ich nochmals zum Hausarzt, der mich stirnrunzelnd eine weitere Woche krank schrieb.

Mitte August ging ich pflichtbewusst wieder in die Arbeit, auch wenn ich mich alles andere als erholt und fit fühlte. Nach zehn Minuten im Büro zitierte mich mein Vorgesetzter zu sich und legte mir die Kündigung auf den Tisch. Ich sei dauernd krank und so erreiche er seine Umsatzziele nicht. Meinen Schreibtisch sollte ich gleich räumen und den Zutrittsausweis für das Gebäude abgeben. Ich wurde bis Ende der Kündigungszeit freigestellt.

Innerlich ruhig und gefasst fuhr ich nach Hause. Das Wetter war schön und heiß, ich konnte mich nun bis Ende Oktober erholen und mir überlegen, wie es danach weitergehen könnte. Die Kündigung stresste mich nicht, im Gegenteil, nun konnte ich mich komplett vom Burnout regenerieren. Irgendwie freute ich mich sogar. Endlich war ich raus aus der IT! Der Tiger freute sich hungrig mit mir.

Sandra Blabl

Frauen von heute warten nicht auf das Wunderbare - *sie inszenieren ihre* Wunder *selbst.*

- Katharine Hepburn -

Die eigene Praxis

Mir war klar, dass ich noch rechtzeitig die Handbremse gezogen hatte, sonst wäre ich in einen massiven Burnout reingerutscht. Dann hätte die Genesung viel länger gedauert.

Zwei Wochen nach der Kündigung fand das Basisseminar der Psychosomatischen Energetik statt. Es ging mir schon deutlich besser, unter anderem, weil der Druck des IT-Jobs weg war. Die Vorfreude, dass ich jetzt diese hochinteressante Behandlungsmethode lernen durfte, dank der ich ungewöhnlich schnell wieder auf die Beine gekommen war, gab mir zusätzlich neue Energie.

Die Kündigung war für mich ein Zeichen, gleich jetzt den Absprung weg vom mittlerweile ungeliebten Außendienst zu wagen und mich mit einer eigenen Praxis selbständig zu machen. Im Kanton Zürich ist das ohne Heilpraktikerabschluss erlaubt. Ich war dann einfach noch nicht von den Krankenkassen anerkannt.

Eine Praxis war so und so mein Ziel, aber ich hätte noch knapp ein Jahr damit gewartet, bis ich die Heilpraktikerausbildung zum größten Teil hinter mir hatte, vor allem aus finanzieller Hinsicht. Aber das lehrreiche und höchst interessante Seminar zusammen mit der Kündigung bestätigte mich, jetzt mit der Selbständigkeit zu starten.

Im Oktober hatte ich einen passenden Praxisraum in guter Lage in Zürich gefunden, nicht weit von der Schule weg und zu einem erschwinglichen Preis. Er musste noch renoviert werden, aber dazu hatte ich ja Zeit. Ich freute mich umso mehr, weil ich auch noch Bescheid bekommen hatte, dass ich von der Warteliste der Hypnoseausbildung nachgerutscht war und teilnehmen konnte!

Die sieben Tage OMNI Hypnose-Ausbildung waren sehr intensiv, machten aber auch viel Spaß. Wiederum tat sich eine ganz neue Welt für mich auf. Mit jeder Zelle fühlte ich, dass Hypnosetherapie mein Leben war. Die Möglichkeiten, Menschen bei ihren alltäglichen kleinen wie großen Problemen zu helfen, waren immens. Und ich hoffte natürlich, dass mit Hilfe der Hypnose endlich auch ich von der verdammten Bulimie loskommen würde.

Meine Praxiseröffnung Ende November war ein voller Erfolg. Viele Freunde, Kollegen und Kolleginnen von der Heilpraktikerschule feierten mit mir. Nun konnte ich endlich loslegen mit Hypnosetherapie, ganzheitlicher Ernährungsberatung, Kinesiologie und der Psychosomatischen Energetik.

Ich war glücklich, mein Leben verlief jetzt genau so, wie ich mir das vorgestellt hatte, und genau da beschloss der Tiger, wieder fester zuzubeißen.

Das eine Auge des Fotografen
schaut weit geöffnet durch den Sucher,
das andere, das geschlossene,
blickt in die eigene Seele.

- Henri Cartier-Bresson -

Sandra Blabl

Der Mann mit dem Röntgenblick

Obwohl ich ohne den festen Job wieder mehr Zeit hatte und nicht jeden Morgen früh aufstehen musste, verbrachte ich viele Abende allein zu Hause. Ich wohnte nicht mehr in Zürich, sondern war vor eineinhalb Jahren umgezogen in die Nähe der letzten Firma. Es war nicht weit weg von Zürich, aber ich hatte immer weniger Lust, mit dem Auto oder der S-Bahn hinzufahren. Ich zog mich sozial immer mehr zurück und mutierte zur Einzelgängerin.

Ein innerer Zwang bewirkte, dass ich abends zu Hause bleiben und mich meinen Fress-Kotz-Attacken hingeben musste. Und das Bedürfnis nach Rotwein wurde auch mehr. Warum? Warum jetzt so heftig? Es ging mir doch gut. Ich hatte die letzten Jahre bewusst aufgepasst, in welchen Lebensphasen die Bulimie „erträglich" war, in welchen sie stärker wurde. Ich fand einfach kein Muster. In manchen stressigen Phasen war der Tiger ruhiger, und in stresslosen Zeiten machte er Stress. Ich verstand es einfach nicht. Unabhängig von meiner beruflichen und privaten Situation machte der Tiger, was er wollte. Verhasstes Vieh! Könnte ich es doch nur erschießen!

Anfang März fand die »Lebenskraft« in Zürich statt, das ist eine Messe und ein Kongress für Bewusstsein, Gesundheit und Spiritualität. Ich hatte eine Eintrittskarte für eines der Tagesseminare gewonnen und freute mich darauf, auch durch die Ausstellung zu schlendern, da ich das erste Mal dort war.

Ganz hinten in einer Ecke war ein kleiner Stand mit nur zwei Stühlen. Das Plakat wies auf den Mann mit dem Röntgenblick hin, einen Geistheiler. Mein Bauchgefühl schrie mich regelrecht an, eine Sitzung bei ihm zu machen. Also vereinbarte ich einen Termin für den Nachmittag und ging erst mal in das Seminar, für das ich ursprünglich gekommen war.

Als es soweit war, setzten wir uns auf die Stühle. Interessanterweise fiel es mir jetzt etwas leichter zu sagen, dass ich

Bulimie habe. Seine Antwort gefiel mir gar nicht. Er meinte, er habe schon etliche Bulimiefälle gehabt, die seien am schwierigsten zu behandeln. Na toll. So was nennt man eine negative Suggestion.

Die nächsten 45 Minuten schaute er mich an, von oben bis unten, erklärte mir, was er sah und wahrnahm, und dass er dies und das jetzt korrigieren würde. Teils konnte ich Dinge bestätigen, die er wahrnahm, teils überhaupt nicht. Ich kam mir richtig dämlich vor und haderte mit meinem Bauchgefühl, während mein Verstand die ganze Zeit „So ein Unsinn" rief.

Danach bezahlte ich, nahm noch am Rest des Seminars teil und fuhr dann mit einem gespaltenen Gefühl nach Hause. Irgendwann am Abend bemerkte ich, dass ich weder Zwang nach Alkohol noch nach Junkfood verspürte. Und der stellte sich auch nicht ein. Ich hatte keine Attacke. Verwirrt ging ich schlafen. Sollte die Geistheilung tatsächlich geholfen haben?

Nach einer Woche konnte ich es kaum glauben: keine einzige Fress-Kotzattacke mehr! Sechs Wochen später war ich fast überzeugt: der Mann mit dem Röntgenblick hatte den Tiger gebändigt!

Sandra Blabl

Zwei Seelen wohnen,
ach! in meiner Brust.

- Johann Wolfgang von Goethe,
aus Faust. Der Tragödie erster Teil. -

Dr. Jekyll und Mrs. Hyde

Obwohl es vorbei schien, war ich nicht ganz glücklich. Ich fühlte mich nicht wohl. Unterschwellig waren immer wieder mal Gedanken da, mir einen Berg voller Chips, Kuchen und Schokolade zu kaufen und loszulegen. Ich hatte Angst, dass die „Heilung" nicht von Dauer sein würde. Gegen Ende des Tages dachte ich immer wieder an Süßigkeiten und spürte einen subtilen Drang danach.

Und dann passierte es: eines Abends wurde ich schwach. Da ich keinen Junkfood-Vorrat zuhause hatte, stieg ich, wie schon hunderte Male zuvor in meinem Leben, ins Auto, fuhr extra an eine Tankstelle und kaufte Fressereien und eine Flasche Rotwein. Die Attacken kamen ab da wieder öfter und bald war der alte Stand erreicht.

Medizinisch gesehen ist für Bulimie der Kontrollverlust während der Hungerattacken charakteristisch, bei denen bis zu 20.000 kcal verschlungen werden. Menschen mit derartigen Heißhungerattacken (auch beim Binge Eating, der Essattackenstörung ohne anschließendes Kotzen oder andere Kompensation) entwickeln eine Toleranz gegenüber den zuckerhaltigen Nahrungsmitteln, das heißt, mit der Zeit brauchen sie immer mehr, bis sie einen gewissen Grad der „Zufriedenheit" verspüren und aufhören können. Ja, ich kannte sie mittlerweile gut, die Bulimie.

An dieser Stelle möchte ich beispielhaft aufzählen, was ich genau meine, wenn ich von den Unmengen rede, die ich in einer einzigen Fressattacke (von denen ich oft pro Abend mehrere hatte) verschlungen und wieder gekotzt habe:

300 g Chips, 250 g Erdnüsse gesalzen, ein ganzer Kuchen (z. B. Marmor- oder Nusskuchen oder eine ganze Linzer Torte), ein Packung Gebäckschnecken mit Schokoladestreuseln, eine Packung Soft Cakes und als Abschluss drei Tafeln Schokolade. Das Ganze habe ich runtergespült mit 500 ml Schokomilch oder einer Flasche Rotwein, um es zu verwässern und leichter wieder rauszubringen.

Sandra Blabl

Bulimiker bzw. Binge Eater erleben während der Essattacken eine Zeitverzerrung. Sie glauben, es seien nur Minuten vergangen, dabei kann es eine Stunde und mehr sein. Das passierte mir jeden Abend. Die Stunden flogen unbemerkt dahin, und plötzlich war es Mitternacht oder gar 1.00 Uhr. Ich fiel immer sehr schnell in den Schlaf, kaum dass mein Kopf das Kissen berührte. Aber der Schlaf war sehr leicht und unruhig, ich erwachte meist lange vor dem Klingeln des Weckers. Am Morgen war ich alles andere als fit.

Nun begann es mich ganz gewaltig zu schleißen. Ich hatte viele Jahre lang phasenweise gegen diesen unheimlichen Zwang gekämpft:

Ich ging abends joggen bis zur Erschöpfung, ich ging fort, ich las Bücher bis tief in die Nacht und tat vieles mehr, um mich abzulenken. Ich trank feinen Tee oder starken Ingwertee oder aß sehr Saures, wenn der erste Gedanke an das abendliche Fressgelage kam, um meine Geschmackssinne anderweitig zu beschäftigen. Ich nahm Entspannungsbäder, ging schwimmen oder zur Massage. Auch regelmäßiges Yoga, autogenes Training und Selbsthypnose brachten diesbezüglich nichts. Egal was ich machte, ich konnte mich nur kurze Zeit oder gar nicht ablenken. Kaum war eine klitzekleine Lücke, schon griff der Tiger kraftvoll an.

Besser war es, wenn ich einen Partner hatte. Nicht weil ich dann glücklicher war, sondern weil ich an gemeinsam verbrachten Abenden und Nächten schlichtweg keine Möglichkeit hatte. So waren mir wenigstens immer wieder „ruhige" Abende vergönnt. Allerdings wurde ich im Laufe der Zeit in einer Beziehung stets unruhiger und genervter. Irgendwas in mir schrie danach, die Abende allein zu verbringen und mich nicht „abhalten zu lassen".

Da ich mit keinem Partner je darüber geredet hatte, wussten sie nicht, warum ich mit der Zeit immer genervter reagierte auf Kleinigkeiten. Daher wurden meine Beziehungen auch stets kürzer, und ich konnte nichts dagegen machen. Ich hatte in den letzten zehn Jahren zwei ganz tolle Männer – potenzielle langjährige Lebenspartner - und habe beide vergrault. Der Tiger wollte mich für sich allein, ungeachtet der Tatsache, dass ich ihn nicht wollte.

Phasenweise ließ ich es einfach laufen. Wenn ich gegen etwas ankämpfe, stecke ich Energie rein und es kann nicht gehen, dachte ich mir. Aber egal ob ich kämpfte oder nicht, egal ob es mir gut ging oder nicht, ob ich Stress hatte oder nicht, ich konnte nach wie vor kein Muster finden.

Heute weiß ich, warum es kein erkennbares Muster gab. Die verschiedenen Faktoren, die da zusammen gekommen waren, wurden mir klar, als ich mich endlich befreite. Ich schildere sie dir im Teil 2 des Buchs.

Aber damals brachte es mich schier zur Verzweiflung. Wo sollte ich ansetzen?

Immer wieder hatte ich Heulkrämpfe nach dem Kotzen und zitterte am ganzen Körper, weil ich so fertig war. Ich lag unzählige Male auf dem Boden vor der Toilette, auf dem Rücken, starrte nach oben ins Nichts und schluchzte minutenlang „Warum? Warum ich? Warum???"

Am Morgen nach dem Aufstehen war ich immer richtig dehydriert und trank erst einmal einen halben bis ganzen Liter Wasser auf den nüchternen Magen. Und tagsüber brauchte ich auch viel Wasser. Meine Augen waren oft verquollen beim Aufstehen, daher hatte ich mich schon vor etlichen Jahren daran gewöhnt, meine leichten, aber deutlich sichtbaren Tränensäcke gut mit Schminke abzudecken.

Irgendwie war das Ganze schon skurril: ich aß drei gesunde Mahlzeiten am Tag, die fast immer selbst und frisch gekocht waren. Ich trank stilles Wasser und Kräutertees und achtete sehr auf meine Gesundheit. Als Heilpraktikerin in Ausbildung hatte ich das nötige Wissen dazu.

Warum ich dennoch falsch gegessen habe aus Sicht einer Bulimie-Betroffenen, und diese Ernährungsweise die Bulimie sogar noch gefördert hat, fand ich erst später heraus. Ich beschreibe dir das ebenfalls im Teil 2.

Ab etwa 20 Uhr verwandelte ich mich in ein Monster! Ich kam mir vor wie Dr. Jekyll und Mrs. Hyde: gut und böse, zwei Menschen in einem Körper. Dr. Jekyll war gesundheitsbewusst. Als Mrs. Hyde machte ich, gesteuert wie ein Roboter, die mittlerweile obligate Flasche Rotwein am Abend auf und stopfte mir mehrere tausend Kalorien rein, um sie später auszukotzen. Das war nicht mehr ich, irgendwas anderes übernahm die Kontrolle – und ich war die Marionette.

Dadurch, dass ich an den Abenden und Nächten so viel Süßes in mich reinstopfte, entwickelte ich tagsüber eine richtige Abneigung dagegen. Ich mochte keine Torten, Kuchen und Gebäck, weil sie mir zu süß waren. Nicht mal eine Apfelschorle brachte ich runter, wenn sie halb-halb gemischt war. Das ging schon lange so und wurde immer stärker. Ich süßte keinen Kaffee, keinen Tee und aß nichts Zuckriges, denn ich fand das eklig.

Tagsüber trank ich selten Alkohol, vielleicht mal im Sommer ein Feierabendbier, und auch schon lange keine harten Sachen mehr wie zu der Zeit in Zürich, als ich so viel unterwegs war. Aber die Regelmäßigkeit, die sich jetzt an den Abenden etabliert hatte, machte mir langsam Sorgen. Ich hatte im Heilpraktikerunterricht genau gelernt, welche Schäden Alkohol körperlich und geistig anrichtet. Wenn ich schon den Tiger nicht los wurde, dann wollte ich mich jetzt wenigstens vom Alkohol verabschieden.

Beobachtung des Verstandes öffnet
die Dimension der Zeitlosigkeit.
Die Energie, die vom Verstand
abgezogen wird, verwandelt sich
in Gegenwärtigkeit.

- Eckhart Tolle, Jetzt! Die Kraft der Gegenwart -

Sandra Blabl

Transformationstherapie

Zu der Zeit wurde ich ein großer Fan von Robert Betz. Meiner Ansicht nach ist seine Transformationstherapie nichts anderes als eine Art Hypnosetherapie, in der man sich in einem tranceähnlichen Zustand befindet. Sie wird einfach anders genannt.

Als er ein 2-Tages-Seminar in meiner Nähe gab, war ich dabei. Seine Art begeisterte und motivierte mich sehr, daher machte ich einen Termin bei einer der Transformationstherapeutinnen ab, die in seinem engen Team mitarbeitete. Vielleicht war das der richtige Ansatz für meine Genesung.

Bei ihr fühlte ich mich gut aufgehoben und gleich verstanden. Ich ging in Selbsthypnose und die Transformationssitzung begann. Die Therapeutin führte mich über meine Emotionen zur Ursache der Bulimie. Schlagartig landete ich in einem anderen Leben. Ich sah mich am Boden liegen, Männer traten mit ihren Füssen auf mich und vor allem meinen Bauch ein, ich schrie vor Schmerzen und hatte panische Angst um mein ungeborenes Kind. Und verlor es.

Laut heulend sackte ich auf dem Stuhl der Therapeutin zusammen. Es dauerte, aber ich konnte mit ihrer Hilfe die Situation auflösen. Es tauchten noch andere Situationen auf, die ich ebenso löste. Nach zwei Stunden fuhr ich k.o., aber doch erleichtert nach Hause.

Knapp eine Woche trank ich keinen Alkohol und die Essattacken waren ebenfalls weg, dann kam der Tiger ohne erkennbaren Grund zurück, durstig und hungrig. Hatte ich wirklich die Ursache des Bulimie bearbeitet? Hatte ich den Tiger nicht transformiert?

Es kommt nicht darauf an,
mit dem Kopf gegen die Wand zu rennen,
sondern mit den Augen die Tür zu finden.

- Werner von Siemens -

Codes, Meditationen, Hypnose

Nun wollte ich es wissen und vor allem dran bleiben. Ich lebe nach dem Motto „Ganz oder gar nicht". Halbe Sachen gibt es bei mir nicht. Alles, was mir in meinem Leben wichtig war, hatte ich geschafft. Manches ging einfach, manches war schwieriger, aber ich war erfolgreich.

Trotz, nein Dank all der gescheiterten Anläufe hatte ich erst recht den Ehrgeiz, aus der Bulimie herauszukommen. Ich wusste nicht, wo der Tiger hergekommen war, warum er mich so hartnäckig verfolgte und wie ich ihn loswerden konnte. Gehörte er mir überhaupt? War er ein Teil von mir oder etwas, das mir anhaftete?

All diese Fragen wollte ich beantwortet haben, denn sie schienen mir der Schlüssel zur Genesung. Als ich den wirklichen Schlüssel entdeckte, konnte ich es kaum glauben. Er liegt in der Definition von Bulimie, die regelmäßig missachtet wird. Damals wusste ich das noch nicht – im Teil 2 gehe ich auf diese Definition ein und erkläre dir genau, warum sie so wichtig ist.

Ich beschäftigte mich viel mit Heilmethoden und hörte vom Buch „Der Healing Code: Die 6-Minuten-Heilmethode" von Alex Loyd und Ben Johnson. Die Erfolgsberichte waren erstaunlich und so las ich es in einem Rutsch.

Gemäß dem Autor heilt der Healing Code automatisch destruktive Zellerinnerungen, indem vier Heilungszentren im Körper angesprochen werden. Durch eine Abfolge von leicht zu erlernenden Handhaltungen wird ein Energiestrom über die Hände und Finger zu den Heilungszentren im Körper gelenkt. Diese Heilungszentren wiederum aktivieren ein energetisches Heilungssystem.

Sofort begann ich mit der darin vorgestellten Methode. Nach ein paar Wochen regelmäßigen Anwendens des Healing Codes hörte ich frustriert wieder auf. Ich hatte aus dem Buch viel gelernt über das Stresssystem des menschlichen Körpers. Genau dieses Wissen ist eine der Grundlagen für das Verständnis über die Entstehung von Bulimie und

Binge Eating. Es war mir zu dem Zeitpunkt nicht klar, dass ich ein wichtiges Puzzleteil gefunden hatte. Ich war nur fokussiert auf die Essattacken, die mich nach wie vor quälten.

Keine Veränderung

Meine Suche nach einer Lösung ging weiter, aufgeben war keine Option für mich. Da ich schon als Kind seit der Grundschulzeit sehr viel und gerne gelesen hatte, stöberte ich bei Amazon und fand das Buch „Der Emotionscode: So werden Sie krank machende Emotionen los" von Bradley Nelson, mit dem man gespeicherte Emotionen, und zwar eigene, erworbene und vererbte, lösen kann. Ich ließ lösen und löste selber weiter, löste Herzmauern auf und diverse Schichten. Das war spannend, aber ich spürte ...

Keine Veränderung

Ich machte nun regelmäßig Transformations-Meditationen von Robert Betz, die ich mit den von mir gelernten Hypnosetechniken verband: ich hörte die CDs und arbeitete viel mit meinem inneren Kind und mit meinen Ahnen. Diese Sitzungen allein zu Hause waren teils sehr emotional und bewegend, ich fühlte mich dadurch leichter und befreiter. Aber das wirkte sich nicht auf die Bulimie aus.

Keine Veränderung

Bisher hatte ich gezögert, zu Hypnosekollegen zu gehen, weil ich einfach nicht wollte, dass sie von meinem Elend erfahren. Bei meiner ersten Hypnosesitzung war ich selbst noch keine Hypnosetherapeutin, das war für mich etwas anderes. Nun wollte ich zu Kolleginnen gehen, die dieselbe Ausbildung gemacht hatten wie ich, weil ich wusste, wie sie arbeiten.

Es fiel mir schwer mich jemandem anzuvertrauen. Meine Praxis lief gut, mein Terminkalender füllte sich, ich begann sogar zu unterrichten. In den letzten Monaten hatte ich das Fortbildungsseminar HypnoSlim® für Hypnotiseure entworfen, in dem es um Gewichtsreduktion und die Behandlung von Essstörungen geht. Das erste Seminar war mit 16 Teilnehmern und Teilnehmerinnen ausgebucht. Ich hatte Erfolg und es machte großen Spaß zu unterrichten. Ich bekam sogar Anfragen, ob ich das HypnoSlim® Seminar auch in Köln und München unterrichte, was ich auch machte. Es lief beruflich wie am Schnürchen. Und dann sollte ich mich schwach und erfolglos zeigen, was meine eigene Verfassung anging?

Schließlich rang ich mich durch und bat verschiedene gute Kolleginnen mich zu hypnotisieren. Ich hatte mehrere Sitzungen, mal zum Thema Alkohol, mal wegen der Bulimie. Sie wendeten verschiedene Hypnosemethoden an, und ich löste weitere Blockaden auf. Ich verarbeitete den Tod meines Vaters und meiner geliebten Oma, etliche bis dahin im Unterbewusstsein noch negativ gespeicherte Kindheits- und Jugenderlebnisse, eine herzzerbrechende Trennung mit einem Partner und etliches mehr. Regelmäßig arbeitete ich auch mit meinem inneren Kind.

Alles, was ich mit Hypnose gemacht habe, hat mich große Schritte weitergebracht: ich bin geduldiger als früher, und vor allem habe ich mehr Verständnis für das Verhalten, Denken und die Probleme der Menschen. Dank der intensiven Arbeit mit mir selbst ist es mir möglich, therapeutisch mit meinen Klienten so zu arbeiten, dass sie sich körperlich, emotional und mental besser fühlen und so in die Selbstheilung kommen.

Mein Weltbild hat sich dadurch verändert. Ich blicke hinter die Kulissen und bewerte Menschen und Ereignisse nicht mehr so oberflächlich. Für mich ist es auch sehr wichtig, dass sich meine Einstellung zu meiner Herkunftsfamilie zum Positiven verändert hat.

Von allen Therapiemethoden, die ich selbst durchlaufen habe, hat mich die Hypnose in meiner persönlichen und beruflichen Entwicklung am weitesten gebracht.

In Bezug auf die Bulimie jedoch:

Keine Veränderung!

Der Tiger zeigte sich weiter unbeeindruckt.

Ist der Geist abwesend,
so ist das Auge blind.

- Sprichwort -

Sandra Blabl

Biophotonen-Therapie

Während dieser Zeit begegnete ich aufgrund des nichtexistenten Zufalls einem Kollegen, der Biophotonen-Therapie anbietet. Spontan vereinbarte ich einen Termin bei ihm, weil mich diese Methode schon länger faszinierte. Das war nun sozusagen der Härtetest: sollte mir das helfen, würde ich mich auch noch zur Biophotonen-Therapeutin ausbilden lassen.

Diese Methode basiert darauf, dass unsere Zellen Informationen speichern. Während der Behandlung werden Zellen mit der nötigen Information und Schwingung versorgt, die sie brauchen.

In der ersten Sitzung testete der Kollege unter anderem eine Blockade im Hals-Chakra. Das überraschte mich nicht, denn ich hatte ab dem Jugendalter und viele Jahre später immer wieder das Globussyndrom gehabt. Das ist das Gefühl, als würde einem stets etwas im Hals stecken. Zudem wurde zwei Jahre vorher mit der Psychosomatischen Energetik ein Energieräuber im Hals-Chakra getestet und behandelt. In der Hypnose landete ich mal in einem früheren Leben, in dem mich mein damaliger Mann erwürgt hatte. Ich hatte diese Ereignisse bearbeitet, aber scheinbar hing da noch mehr.

Er führte die Behandlung durch, um die in meinen Körperzellen vorhandene natürliche Energie zu verstärken und meine Selbstheilungskräfte anzuregen.

Keine Veränderung

Vier Wochen später beim zweiten Termin stellte er fest, dass ich einen Twist hatte, d. h. bereits korrigierte Bereiche und Zellen waren wieder im Chaos. Er glich es nochmals aus und zeigte mir eine Übung, wie ich den Twist selber „entwirren" könne. Außerdem meinte er, dass ich abwesend, „nicht hier" sei, sozusagen gedanklich aus dem Hier und Jetzt flüchten würde. Weil ich unbewusst nicht hier in diesem Leben sein wollte. Er teilte mir eindringlich mit, ich müsse mir stets bewusst machen „hier" zu sein.

Nachdenklich verließ ich seine Praxis und bemühte mich nicht abzudriften und immer so gut wie möglich im Hier und Jetzt zu bleiben. Zudem führte ich die Übung mehrmals täglich durch.

Keine Veränderung

Beim dritten Termin stellte er den Twist erneut fest. Wir diskutierten, woran das liegen könnte: Einflüsse aus der Umgebung und Störfelder konnten wir ausschließen, da ich meine Wohnung auf negative Umwelteinflüsse hatte testen lassen mit dem Ergebnis, dass kaum welche vorhanden waren. Er schlug mir daher vor, mein Mutterthema aufzuarbeiten. Mein Vaterthema. Generell alle Familien- und Ahnenthemen. Beziehungsthemen. Ich solle Arbeit mit meinem inneren Kind machen, und so weiter. Überall antwortete ich ihm offen und ehrlich, dass ich das schon ausführlich gemacht hatte und mit welchen Methoden.

Die Sitzung endete mit seiner Aussage, ich wisse alles besser und ich nähme seine Vorschläge nicht an. Er stellte mir die Frage, ob ich überhaupt gesund werden wolle?!

Das war ein starker Tobak. Erschüttert verließ ich die Praxis ohne weiteren Termin. Was, wenn er recht hatte? Hatte ich wieder ein Brett vorm Hirn? Gab es da noch was, das ich nicht sehen wollte? Gab es einen sekundären Krankheitsgewinn? Innerlich tauchte nach jeder Frage in meinem Kopf ein NEIN! auf, dennoch ging ich in mich, um mich damit auseinanderzusetzen. Das stresste mich ohne Ende. Am Abend hatte ich mehrere sehr starke Fress-Kotz-Attacken hintereinander. Der Tiger hatte auch einen Twist.

Sandra Blabl

Ein Professor händigte die Unterlagen für das Abschlussexamen aus und verursachte einige Verwirrung bei den Studenten. Einer von ihnen sprang auf und rief aufgeregt: „Aber, Herr Professor, das sind ja die gleichen Fragen, die Sie uns bei der letzten Klausur gestellt haben!" - „Stimmt", sagte er, „aber die Antworten haben sich geändert".

- Verfasser unbekannt -

Ein Lichtblick

Dann kam der schlimme Abend. Ich hatte mehrere sehr starke Fress-Kotz-Attacken hintereinander. Nach der letzten brach ich total erschöpft und verzweifelt vor dem Badezimmer zusammen. Ich lag zitternd und wimmernd auf dem Boden. Ich schrie laut. Es waren keine Worte, sondern einfach nur Laute. Ich heulte krampfhaft und schlug mit den geballten Händen auf den Boden ein und brüllte dann immer wieder „Was? Was ist das? Was kann ich noch tun? WAS?".

Irgendwann schleppte ich mich ins Bett und fiel energielos in einen unruhigen Schlaf. Gerädert und todmüde setzte ich mich am Morgen ans Laptop und begann im Internet zu recherchieren. Da fand ich es. Das Buch „Zucker und Bulimie: Wie richtige Ernährung hilft, aus Bulimie und Binge Eating auszusteigen" von Inke Jochims, Heilpraktikerin und Inhaberin des europäischen Zertifikats für Psychotherapie.

Ich habe dir eine ausführliche Literaturliste zusammengestellt. Du findest sie zum Herunterladen im Bonusmaterial unter

www.bulimiefrei.jetzt/bonusmaterial.

Die Autorin hat einen komplett anderen Lösungsansatz als alles, was ich bisher gelesen oder gehört hatte. Inke Jochims erklärt den Zusammenhang zwischen falscher Ernährung und Bulimie.

Im Buch wird beschrieben, dass der enorme Heißhunger auf raffinierte Kohlenhydrate durch das regelmäßige Essen eben dieser Kohlenhydrate ausgelöst wird, wenn der Botenstoff Serotonin im Gehirn fehlt. Serotonin wird umgangssprachlich als Wohlfühlhormon bezeichnet. Sobald Menschen raffinierten Zucker und Weißmehlprodukte essen, wird der Serotoninspiegel kurzfristig angehoben und sie fühlen sich besser. Das Gehirn schreit dann sogar regelrecht nach diesem Zucker, was den Zwang auslöst. Auf Dauer ist das aber kontraproduktiv, weil der Serotoninspie-

Sandra Blabl

gel durch den dauernden Zuckerkonsum gesamthaft sinkt, wodurch noch mehr Verlangen nach Zucker gleich Kohlenhydrate ausgelöst wird. Es handelt sich dabei um eine Zuckerabhängigkeit.

Da war ich erst mal sprachlos. Zuckerabhängigkeit. Zuckersucht.

In meinem Kopf begann es zu rattern. Meine „gesunde" Ernährung war dann wohl doch nicht so gesund, zumindest für mich nicht. Morgens im Müsli hatte ich viele Flocken und Obst drin, also vor allem Kohlenhydrate. Dann liebte ich Nudeln in jeder Variation! Ich aß mehrmals pro Woche Vollkorn-Nudelgerichte, meist große Portionen, weil ich eine gesunde, kalorienarme Tomatensoße mit Gemüse dazu kochte. Brot in Form von leckerem Vollkornbrot gab es fast täglich, denn „Vollkorn ist ja so gesund".

Und ich liebte bestimmte Sorten Fruchtjoghurt. Davon aß ich meist nach dem Mittag- und nach dem Abendessen je eins. Ein Becher enthält je nach Sorte und Menge 25 bis 30 Gramm Zucker. Der abendliche Rotwein machte das ganze nicht besser, denn er ist nichts anderes als vergorener Fruchtzucker.

Da tat sich nun eine ganz neue Perspektive auf. Die psychologischen Aspekte der Bulimie kannte ich zur Genüge und hatte diese jahrelang bearbeitet, ohne dass sich das Zwangsverhalten maßgeblich geändert hatte. Wenn ich mich nicht so sehr auf die psychischen Hintergründe der Bulimie fokussiert hätte, dann hätte ich das Buch vielleicht schon früher gefunden. Wenn - hätte ...

Aber nun war ich unendlich dankbar, dass ich dieses Buch entdeckt hatte. Dieser große Druck, die Scham und die Gefühle der Unfähigkeit und Ohnmacht ließen schlagartig nach. Ich hatte alles richtig gemacht bisher, nur nicht alle Informationen gehabt. Ich hatte wohl doch keinen unheilbaren Dachschaden. Welche Erleichterung!

Ich weiß jetzt, dass Bulimie multifaktoriell ist, d. h. sie hat genetische, psychische, biochemische und soziokulturelle Faktoren. Wird nur ein Teil davon behandelt, ist die

Genesung meist sehr langsam oder es können Rückfälle entstehen oder es bessert gar nicht, wie bei mir. Und genau das ist der kritische Punkt.

Bei den meisten Therapien für von Bulimie Betroffene geht es entweder um die Psyche, z. B. in Form von Psychotherapie und/oder um die Ernährung, die aus Unwissenheit aber nicht „Bulimie-gerecht" ist, sondern weiter die Zuckerabhängigkeit fördert. Teils wird Verhaltenstherapie angeboten. Das war es dann schon. Genetische und biochemische Faktoren werden außer Acht gelassen, außer mit der Verabreichung von Antidepressiva, die oft nur geringe Verbesserungen bringen und teils Nebenwirkungen haben. Das ist kein dauerhafter Lösungsansatz.

Das ist meiner heutigen Ansicht und Erfahrung nach der Grund für das Scheitern der oben genannten Therapien. Darum gibt es so viele Rückfälle. Das ist der Grund, warum Bulimie so therapieresistent zu sein scheint.

In „Zucker und Bulimie" werden ausschließlich die biochemischen Faktoren im Zusammenhang mit der Ernährung beschrieben. Beim Lesen hatte ich ständig Gänsehaut, denn ich wusste und ich fühlte mit allen Zellen meines Körpers, dass ich endlich – endlich! – auf dem richtigen Weg war!

Inke Jochims empfiehlt im Wesentlichen zwei Schritte:

Erstens Ernährungsumstellung, das heißt Vermeiden von jeglichem raffiniertem Zucker und von Stärke, um von der Zuckerabhängigkeit loszukommen. Dazu beschreibt sie recht ausführlich, was genau man nicht essen sollte und was in Ordnung ist.

Zweitens Ausgleich des Gehirnstoffwechsels, vor allem des Serotoninhaushalts und Stabilisierung des Blutzuckerspiegels durch die Einnahme von bestimmten Aminosäuren, das sind Bausteine von Proteinen (also tierisches und pflanzliches Eiweiß), und von bestimmten Vitaminen und Mineralien zur Unterstützung.

Laut der Autorin kann es mehrere Wochen bis Monate dauern, bis sich der Gehirnstoffwechsel ausgleicht und du von der Zuckerabhängigkeit losgekommen bist.

Sandra Blabl

Ich bestellte sofort die beschriebenen Nahrungsergänzungsmittel und nahm sie genau nach der Beschreibung im Buch. Und ich verbannte jegliche Nahrungsmittel mit Zucker bzw. schnell verfügbaren Kohlehydraten aus meinem Haushalt.

Keinerlei Brot, keine Nudeln, keine Spätzle, keine Fruchtjoghurts mehr. Bei allem was ich kaufte, achtete ich auf den Kohlehydratanteil, verzichtete sogar auf meine geliebten Kürbisse im Herbst wegen des hohen Stärkegehalts, sowie auf Feigen und Datteln im Winter wegen des hohen Fruchtzuckeranteils. Sonstiges Obst, Gemüse und Kartoffeln waren ok.

Rigoros hielt ich exakt ein, was Inke Jochims beschrieben hatte. Teils fiel mir das sehr schwer, teils leichter, aber die Argumente von Frau Jochims schienen mir so logisch, das musste einfach die Lösung sein.

Dann wartete ich monatelang auf die erlösende Wirkung, die nicht eintrat. Irgendetwas war noch nicht richtig, irgendwas fehlte noch. Ich spürte, es war nur eine Kleinigkeit. Aber was? Es war wie verhext, der Tiger sträubte sich immer noch, mich zu verlassen.

Jahrelang hatte ich mich bemüht, die Bulimie loszuwerden. Ich habe viele verschiedene Methoden durchlaufen, die keine oder nur eine vorübergehende Wirkung zeigten. Am meisten habe ich an mir gearbeitet, als ich begonnen hatte, selbständig als Naturheilpraktikerin, ganzheitliche Ernährungsberaterin und Hypnosetherapeutin zu arbeiten.

Je mehr ich über den Menschen gelernt habe, umso mehr habe ich über mich gelernt. Je mehr ich über mich erfahren habe, umso besser verstand ich meine Klientinnen, die wegen Essattacken zu mir in die Praxis kamen. Für mich und sie wollte ich eine Behandlungsmethode finden, die dem langen Leiden schneller und wirksamer ein Ende macht als die bisher bekannten Therapieansätze.

Meine Geschichte ist daher noch nicht zu Ende. Im 1. Teil des Buchs habe ich mehrheitlich als Privatperson erzählt. Im 2. Teil erfährst du hauptsächlich aus meiner Sicht als Therapeutin, was wirklich hinter hartnäckiger Bulimie steckt. Und ich sage dir endlich, was mich innerhalb weniger Tage frei von Bulimie hat werden lassen.

Die Lösung ist immer einfach,
man muss sie nur finden.

- Alexander Solschenizyn -

TEIL 2: SANDRA, DIE THERAPEUTIN

Rückwirkend wurde mir immer klarer, warum ich ungewollt in die Bulimie reingeschlittert war und vor allem, warum sie sich so hartnäckig hielt.

Durch meine Recherchen und das Lesen von Fachliteratur habe ich immer besser verstanden, warum sämtliche Methoden, die auf der psychologisch-emotionalen Ebene ansetzen, mir einerseits ein gefestigteres Gefühl gaben, andererseits keine positive Wirkung auf die Bulimie hatten. Je mehr ich die wahren Gründe verstanden habe, wie eine Bulimie entsteht und chronisch wird, desto motivierter wurde ich, noch mehr herauszufinden. Ein Weg zu finden, bulimiefrei zu werden. Für immer.

Ich entdeckte mehrere Einfluss-Faktoren, die meines Erachtens zusammenspielen, um eine Bulimie auszulösen. Diese Faktoren trafen alle auf mich zu. Im nächsten Schritt habe ich sie in meiner Praxis mit anderen betroffenen Frauen verglichen. Zu meiner Freude trafen diese Einflüsse auch bei meinen Patientinnen zu. Ich war deshalb glücklich darüber, weil es meine Theorie bestätigte. Da es mehrere gemeinsame Nenner gab zwischen mir und anderen Frauen mit Bulimie und Binge Eating, brauchte ich also nur noch herauszufinden, wie ich bulimiefrei werden konnte. Danach war ich fähig, anderen Frauen ebenso zu helfen.

Bevor ich dir erzähle, wie ich mich endlich von der Bulimie befreit habe, sind hier einige Fakten, die ich gelernt habe.

Warum ich? Die Antwort ...

Die Frage, warum es ausgerechnet mich getroffen hat, habe ich mir unzählige Male gestellt. Ich hatte sie immer wieder ins Universum hinein geschrien. Nach umfangreichen Recherchen im Internet und dem Lesen vieler Bücher in Kombination mit meinen Kenntnissen und Erfahrungen als Heilpraktikerin und Ernährungsberaterin konnte ich

Sandra Blabl

endlich etliche Puzzleteile zusammensetzen.

Die Antwort darauf ist, dass meist mehrere Faktoren zusammen kommen, um „anfällig" zu werden für Bulimie (und Binge Eating). Und das ist bei mir geschehen.

Es sind folgende vier Faktoren:

1. Faktor: starke Kalorienreduktion
2. Faktor: keine Stoffwechseltyp-gerechte Ernährung
3. Faktor: Stresstyp A
4. Faktor: psychisch-emotionale Belastung

Hier erfährst du alles über diese Faktoren.

1. Faktor: starke Kalorienreduktion

Die sicherste Methode, in eine Bulimie oder ins Binge Eating (Essattackenstörung ohne Kompensation) zu gelangen, ist eine länger andauernde „Diät", also eine starke Kalorienreduktion oder eine sehr einseitige Ernährung. Viele von Essattacken Betroffene haben vor Beginn der Bulimie eine Diät oder kontrollierte Ernährungsweise praktiziert, um abzunehmen oder das Gewicht zu halten. Folgende zwei Varianten können besonders beitragen:

Einerseits können Low-Carb oder No-Carb Diäten, d. h. sehr wenige oder keine Kohlenhydrate über längere Zeit und auch Magersucht auf Dauer dazu führen, dass irgendwann die Gier auf kohlenhydrathaltige Nahrung wie Brot, Teigwaren, Süßigkeiten, Kuchen, Chips, Speiseeis und so weiter massiv ansteigt.

Diese Gier ist eine physiologische Gegenreaktion und erzeugt auf der rein körperlichen Ebene eine kaum aushaltbare Spannung (= Stress!), die scheinbar nur durch eins befriedigt werden kann: möglichst schnell möglichst viele schnell verwertbare Kohlenhydrate zu essen. Eine Essattacke ist entstanden.

Andererseits können zu viele schnell verwertbare Kohlenhydrate bewirken, dass Heißhunger auf noch mehr Kohlenhydrate entsteht. Dies hängt damit zusammen, welcher Stoffwechseltyp du bist. Darauf gehe ich gleich näher ein.

Essattacken können durch zu viel und zu wenig Kohlehydrate entstehen, vor allem wenn die nachfolgenden Faktoren in Bezug auf den Stoffwechseltyp und Stresstyp ebenfalls eintreten.

Strenge Ernährungseinschränkungen bewirken sowohl physische als auch psychische Veränderungen.

Der menschliche Körper hat sich in den letzten Jahrhunderten und vor allem den letzten Jahrzehnten den veränderten Lebens- und Essgewohnheiten noch nicht angepasst. Die Evolution kann Jahrtausende dauern. Der Körper weiss nicht, dass Menschen ihm absichtlich immer wieder über längere Zeit Kalorien allgemein oder bestimmte Nährstoffe wie Fette entziehen.

Für den Körper bzw. Stoffwechsel bedeutet das schlichtweg immer noch „Hungersnot". Wenn eine Hungersnot öfters eintritt, wird der Verbrennungsmotor gedrosselt, d. h. der Grundumsatz sinkt. Stattdessen wird die zugeführte Nahrung gespeichert. Das ist ein Schutz vor dem Verhungern in schlechten Zeiten. Das bewirkt, dass die Diäterei dick macht, denn der Grundumsatz geht nicht so schnell wieder hoch, wenn er mal abgesunken ist. So entsteht der berühmt-berüchtigte Jo-Jo-Effekt.

Die beschriebene Stoffwechselreaktion tritt bei Übergewicht und Diäten ohne Essstörungen ebenso ein wie bei Menschen mit Bulimie oder Magersucht. Nur dass bei den Essstörungen im Laufe der Zeit immer weiter kompensiert wird, um eine Gewichtszunahme zu vermeiden.

Essen wird zum zentralen Lebensthema. Die Betroffenen denken fast ununterbrochen ans Essen, egal ob sie eine Diät machen oder eine Essattacke haben.

Langanhaltende oder häufige Diäten können unter anderem zu Stimmungsschwankungen, Depressionen, Aggressionen, Rückgang der sexuellen Bedürfnisse und zum sozialen Rückzug führen.

Bei mir begannen die Heißhungerattacken wie beschrieben nach ein paar Monaten strenger und einseitiger Diät. Stimmungsschwankungen und der soziale Rückzug kamen später dazu. Verbal aggressive Phasen hatte ich auch, vor allem gegenüber meinen Partnern. Heute wundert es mich nicht, dass meine Beziehungen gescheitert sind, auch wenn das sicher nicht der einzige Grund war.

Ich hätte nie gedacht, dass die Fastenkur einen Zusammenhang mit der Bulimie hatte. Jede der Frauen, die ich zu dem Thema behandle, hat ebenfalls über eine längere Zeit hinweg oder immer wieder mal die Nahrungszufuhr stark eingeschränkt, um abzunehmen oder weil sie sich dick fühlte.

2. Faktor: keine Stoffwechseltyp-gerechte Ernährung

Als ganzheitliche Ernährungsberaterin habe ich viel über die Nahrungsbestandteile Proteine, Kohlenhydrate und Fette gelernt. Erst durch meinen Wissensdurst habe ich später herausgefunden, dass der Stoffwechsel von Menschen unterschiedlich funktioniert und diese Stoffe verschieden gut verbrennt.

Es gibt verschiedene Verbrennungs- bzw. Stoffwechseltypen: den Proteintyp, den Kohlenhydrattyp und einen, der beides ganz gut verträgt. Das bedeutet, jeder Mensch braucht die richtige Mischung an Grundnahrungsstoffen für seinen persönlichen Stoffwechsel. Deswegen gibt es keine für alle Menschen gleich geltende Idealernährung oder Idealdiät.

Der Stoffwechseltyp ist genetisch festgelegt und kann nicht verändert werden.

Hier ist ein kurzer Überblick über die Stoffwechseltypen, vor allem in Zusammenhang mit Essstörungen:

Der Proteintyp (Eiweißtyp)
Der Proteintyp freut sich immer richtig auf das Essen, fühlt sich aber nach dem Essen nicht immer gleich satt. Er verdaut Lebensmittel einfach schneller als andere Stoffwechseltypen. Aus diesem Grund ist er nach dem Essen bald wieder hungrig und kann Mahlzeiten nur schlecht auslassen.

Der Organismus des Proteintypen hat sich im Laufe der Evolution noch nicht so weit angepasst, dass er die vielen täglich konsumierten Kohlenhydrate problemlos verstoffwechseln kann. Ein Proteintyp nimmt nicht oder nur langsam ab, wenn er nur seine Kalorienzufuhr reduziert, aber weiter zu viele industriell verarbeitete Kohlenhydrate wie Brot und Teigwaren isst.

Er braucht eine eiweißreiche und fettreiche, aber kohlenhydratarme Ernährung. Die Kohlenhydrate sollten industriell unverarbeitet sein, also Gemüse, Kürbis und Obst jeweils in Rohform oder selbst zubereitet. Die Ernährung soll ausgewogen sein – aber nicht zur Atkins-Diät werden.

Isst der Proteintyp zu wenig Proteine und zu viele Kohlenhydrate, geschehen zwei Dinge: erstens steigt der Insulinspiegel sehr stark an, wodurch die Fettverbrennung gehemmt wird, und er nimmt stetig zu. Zweitens nimmt das viele Insulin dann den Blutzucker massenweise wieder aus dem Blut, wodurch der Blutzuckerspiegel rapide abfällt. Dadurch bekommt der Proteintyp starke Gelüste nach Süßem und will immer mehr und mehr davon. Das trägt dazu dabei, dass Essattacken entstehen, vor allem wenn die anderen genannten Faktoren auch zutreffen.

Ich bin ein typischer Proteintyp. Als ich noch nichts von Stoffwechseltypen wusste, habe ich mich scheinbar gesund, aber komplett konträr zu meinem Typ ernährt: täglich Kohlenhydrate aus Brot, Nudeln und fettarmen, aber überzuckerten Fruchtjoghurts, generell möglichst fettarm und viel zu wenig Eiweiß. Darum musste ich immer zwischen den

Hauptmahlzeiten etwas essen, weil mein Blutzuckerspiegel sonst so tief nach unten sackte, dass ich regelrecht umkippte. Das ist mir früher sogar sehr oft passiert.

Zwar hatte ich mit dieser Essensweise erst mal toll abgenommen, mich damit aber unwissenderweise in die Bulimie reingeritten.

Der Kohlenhydrattyp

Kohlenhydrattypen essen tagsüber oft wenig, weil sie keinen Hunger oder „keine Zeit" haben. Daher können sie Mahlzeiten problemlos ausfallen lassen. Es macht ihnen keine Probleme, ohne Frühstück in die Arbeit zu gehen und/oder kein Mittagessen zu haben. Am Abend darf es dann aber dafür eine große Portion Essen sein.

Kohlenhydrattypen reagieren vom Gewicht her sehr tolerant auf Backwaren, Nudeln und Süßigkeiten. Das kann sich aber nachteilig auswirken, da sie dazu tendieren, diese Kohlenhydrate in zu großer Menge zu essen, und das wiederum kann auf Dauer zu Unterzuckerung, Insulinresistenz oder Diabetes Mellitus Typ II führen.

Ein Kohlenhydrattyp benötigt einen Speiseplan, der sich aus günstigen Kohlenhydraten mit leichten und fettarmen Proteinen zusammensetzt.

Mischtypen

Ein gemischter Typ benötigt ein Gleichgewicht aus Proteinen, Kohlenhydraten und gesunden Fetten und einen abwechslungsreichen Speiseplan. Dieser Typ ist der einfachste der drei Stoffwechseltypen, da er die größte Auswahl an Lebensmitteln hat.

Gemischte Typen kennen meistens keine Heißhungerattacken. Wenn sie aber zu viel Zucker oder Kohlenhydrate konsumieren, können sie genau wie der Proteintyp starke Gelüste nach zuckerhaltigen Lebensmitteln entwickeln. Und eine Essstörung.

Gemäß Studien sind in Mitteleuropa rund 80 % der Bevölkerung Proteintypen oder Mischtypen mit Tendenz zum

Proteintyp. Daher liegt die Wahrscheinlichkeit, dass Menschen auf eine Ernährungsweise mit wenigen Kohlenhydraten mit besserer Gesundheit reagieren und ihr Wohlfühlgewicht erreichen und halten können, bei ungefähr 80 %.

Diese Aussage beruht auf der Tatsache, dass sich erst ein kleiner Teil der Menschen im Laufe der evolutionären Entwicklung vom Jäger und Fleischesser, der in den Eiszeiten viel tierisches Fett und Eiweiß aß, zum Ackerbauer und damit zu einem eher an Kohlenhydrate angepassten Stoffwechsel-Typ gewandelt hat.

Eine Adaption des menschlichen Organismus an den vermehrten Kohlenhydratkonsum dauert schätzungsweise über 10.000 Jahre (eher 40.000 Jahre), was etwa 500 Generationen entspricht. Manche Menschen, besonders im Nahen Osten und in den Mittelmeerländern haben diese Anpassung an die Kohlenhydrate schon erreicht.

Die übrigen 80 % der Menschheit leben mit der sogenannten „Steinzeitdiät", die auch Paleo genannt wird, gesünder, bei der vor allem verarbeiteter Zucker und Produkte aus weißem Mehl stark reduziert sind.

Für die meisten Menschen ist Weizen, Getreide, Weißmehl, Zucker, Milch (Laktose) auf Dauer gesundheitsschädlich. Fachleute (Dr. Worm, Dr. Köhler, Dr. Ehrensperger usw.) sprechen von einem Kohlenhydrat-Missbrauch in der heutigen Zivilisation! Dr. med. William Davis sagt in seinem Buch „Die Weizenwampe: Warum Weizen dick und krank macht." sogar: Weizen in der heutigen Form ist für jeden schädlich.

Ernährungspyramide

Es ist erschreckend, dass die schulmedizinischen und leider auch vielfach die ganzheitlichen Ernährungsberater teils immer noch die seit langem geltende Ernährungspyramide empfehlen. Je nach Land gelten etwas andere Empfehlungen, aber an deren Basis stehen oft die Grundnahrungsmittel, die viele Kohlenhydrate enthalten, wie Brot, Reis und Nudeln.

Demnach sollte man täglich vier Portionen Getreide, Brot, Nudeln oder Reis essen. Zwar heißt es, dass Vollkornprodukte gewählt werden sollen, aber auf diese reagiert der Proteintyp auch negativ, wenn er zu viel davon konsumiert. Wir Menschen verstoffwechseln nun mal nicht alle gleich.

Es gibt unzählige Meinungen über eine gesunde Ernährungsweise und ich behaupte nicht, dass die von mir hier vorgestellte die alleinig richtige ist. Aus meiner persönlichen Erfahrung und der Arbeit mit vielen Patientinnen hat sich immer wieder bestätigt, dass die Stoffwechseltypen-gerechte Ernährung einen sehr großen Einfluss hat auf unsere Gesundheit, unser Wohlbefinden und unsere Stimmung. Und ob Menschen Essattacken bekommen oder nicht.

Du möchtest wissen, welcher Stoffwechseltyp du bist? Dann lade dir hier den Stoffwechseltypentest herunter: *www.bulimiefrei.jetzt/bonusmaterial*

3. Faktor: Stresstyp A

Über verschiedene Stresstypen habe ich erstmals gelesen, als ich mich intensiv mit Stress und seinen Auswirkungen auf den menschlichen Körper beschäftigt habe. Schnell habe ich mich als Stresstyp A identifiziert und erkannt, dass der Stresstyp damit zusammenhängt, ob eine Frau anfällig ist für Bulimie oder nicht.

Das Leben besteht aus Handlung und Ruhe. Idealerweise wechseln sich beide in ausgewogenem Maße ab. Frauen mit Heißhungerattacken gehören meiner Erfahrung nach meist zum Typ A. Sie sind vor allem die beruflichen oder privaten Macherinnen und Powerfrauen, sie suchen (bewusst oder unbewusst) die Handlung. Meistens sind sie extrovertiert, ehrgeizig, ziel- und leistungsorientiert. Die Ausprägung des Stresstyps A ist dabei unterschiedlich stark.

Physiologisch gesehen ist der Typ A in nahezu ständiger Anspannung. Das bedeutet eine erhöhte Ausschüttung der Stresshormone.

Ausgeprägte Stresstyp A Menschen suchen (unbewusst) stimulierende Ereignisse. Das können Beziehungskonflikte sein, die den Stresspegel hochschnellen lassen, aber auch actionreiche Sportarten wie Snowboarden, Klettern und Rafting.

Sie mögen gerne Massenveranstaltungen und Jobs, die viel Wechsel oder körperliche Bewegung erfordern, oder in denen man sich in der Öffentlichkeit bewegt, z. B. Notärztin, Sanitäterin, Kriminalpolizistin, Schauspielerin oder Journalistin. Ruhe und Entspannung wird gemieden beziehungsweise als langweilig oder nichts nutzend empfunden.

Durch stark handlungsbasiertes Verhalten wird der Cortisolspiegel stets hoch gehalten, denn ein hoher Cortisolspiegel – und der daraus folgende hohe Dopaminspiegel – haben eine euphorisierende Wirkung. Frauen mit Bulimie suchen stets nach dieser Wirkung.

Jedoch brauchen sie genau das, was sie ablehnen, um gesund zu werden: Regelmäßige Ruhe, Entspannung, Phasen des Nichtstuns, nach innen gehen. Hier helfen zum Beispiel Hypnose, Mediation, autogenes Training, einfach jede Art von Entspannungsmethode.

Auf die genauen Zusammenhänge von Stress und Hormonen in Bezug auf Bulimie gehe ich in den nächsten Kapiteln ein.

Der Vollständigkeit halber erwähne ich noch, dass Personen, die dem Typ B zuzuordnen sind, ruhiger und gelassener auf Stresssituationen reagieren. Sie lassen gerne mal „fünfe gerade sein". Hektik und dauernde Kampfbereitschaft fehlen ihnen. Meiner Praxiserfahrung nach sind Frauen vom Stresstyp B kaum anfällig für Bulimie.

Es gibt auch andere Einteilungen von Stresstypen mit mehr Untertypen. Ich habe die einfache Typ A und B Varianten zur Erklärung gewählt, weil jeder A-Typ bei übermäßigem Disstress von Essattacken betroffen sein kann.

In meiner Praxis hat sich das bisher zu 100 % bestätigt: Jede einzelne Patientin mit Bulimie oder Binge Eating gehört zu den Powerfrauen oder Macherinnen, alle mehr oder weniger ausgeprägte Typ A Frauen.

Auch auf mich trifft das sehr zu. Ich bin eindeutig dem Stresstyp A zuzuordnen. Zwar konnte ich früher locker stundenlang lesen, am liebsten hatte ich aber passenderweise hoch spannende Thriller und Krimis. Ich hatte und brauchte dennoch viel reale Action. Es gab immer wieder lange Phasen in meinem Leben, da hatte ich praktisch Null Entspannungszeiten.

Ich liebte große Konzerte und Festivals, habe Kurse in Hallenklettern gemacht, auf Volksfesten wählte ich nur die Fahrgeschäfte, bei denen ich kopfüber hing oder wo es am rasantesten abging. Ich suchte immer und überall den Kick – bewusst wie unbewusst - beruflich wie privat.

Du möchtest wissen, welcher Stresstyp du bist? Dann lade dir hier den Stresstypentest herunter: *www.bulimiefrei.jetzt/bonusmaterial*

4. Faktor: psychisch-emotionale Belastung

Nicht immer, aber teilweise ist die Ausgangslage eine länger anhaltende psychisch-emotionale Belastung, zu der die drei genannten Faktoren hinzukommen. Dieser emotionale Stress kann verheerende Auswirkungen auf den Körper haben und maßgeblich zur Entstehung von Essattacken beitragen. Mehr dazu erzähle ich dir in den nächsten Kapiteln.

Alle Faktoren – strenge und einseitige Diät, keine Stoffwechseltypen-gerechte Ernährung, Stresstyp A und psychisch-emotionale Belastung – sind bei mir zusammengekommen. Indem ich das erkannte, wurde der Tiger für mich immer greifbarer.

Wenn du deinen Stoffwechsel mit dem Test bestimmt hast, bekommst du noch einen Bonus obendrauf. Im Downloadbereich meiner Webseite habe ich dir ein Dokument bereitgestellt mit der optimalen Ernährung für die Stoffwechseltypen, inklusive Rezepten für ein Frühstück, Mittagessen und Abendessen.

Lade dir das Dokument hier herunter:
www.bulimiefrei.jetzt/bonusmaterial

*Die Neurologie ist nicht nur
reine Nervensache.*

*- Prof. Dr. med. Gerhard Uhlenbruck,
deutscher Immunbiologe und Aphoristiker -*

Gas, Bremse und Autopilot

Bei vielen Frauen treten Essattacken häufig in Zeiten nervlicher Belastung auf: negative Gefühle wie Ärger, Frust, Einsamkeit etc. sind oftmals der Auslöser – aber nicht die Ursache! Durch das Essen, das allgemein mit positiven Gefühlen assoziiert wird, sollen (teils unbewusst) die negativen Gefühle kompensiert werden.

Chronischer Stress ist meiner Ansicht nach einer der Hauptursachen für Heißhunger auf Kohlenhydrate. Warum das so ist, erkläre ich dir im nächsten Kapitel anhand des von mir entwickelten Emotional-Physiologischem Stressmodells, im folgenden EPS genannt. Vorher gehe ich noch näher auf das Thema Stress ein.

Mit Stress ist dabei der sogenannte Disstress gemeint, also diejenigen Reize, die als unangenehm oder überfordernd empfunden werden. Disstress kann auch vorliegen, ohne dass die Menschen merken, dass sie überfordert sind. Diese Reize nennt man Stressfaktoren oder Stressoren. Es gibt auf der anderen Seite den Eustress, den sogenannten positiven Stress. Eustress ist z. B. wenn jemand zwar viel arbeitet, dies aber mit viel Leidenschaft und Begeisterung macht und dabei Glücksgefühle erlebt.

Der menschliche Körper reagiert immer dann mit Stress (Disstress), wenn die Psyche der Ansicht ist, dass Gefahr droht oder eingetreten ist. Die Stressantwort des Körpers erfolgt aber nicht nur bei realen Gefahren, z. B. bei einer brenzligen Situation im Straßenverkehr, sondern aus dem Alltagsgeschehen heraus.

Es gibt situativen und physiologischen Stress.

Situative Stressoren kommen meist von Alltagssituationen, z. B. Probleme im Beruf, in der Familie oder Partnerschaft, finanzielle oder gesundheitliche Belastungen, Überforderungen im Alltag und so weiter. Aber auch ständige Unzufriedenheit über das Gewicht und Aussehen gehört dazu. Wenn Menschen tagtäglich nur ans Essen oder Nicht-Essen denken oder was sie sich (nicht) gönnen, dann ist das ebenfalls ein starker chronischer Stressor.

Anhaltender situativer Stress kann zu einem emotionalen Ungleichgewicht führen und ruft oft körperliche Anspannung hervor. Die Folgen sind z. B. Nacken-, Schultern- und Rückenverspannungen, Kopfschmerzen, Migräne, Druck auf der Brust oder im Hals (Globussyndrom), Nervosität, Reizbarkeit, Wut, Aggressivität, Konzentrationsmangel, Schlafstörungen, Energiemangel - und Heißhunger auf Zucker und Kohlenhydrate! Nicht umsonst heißt es im Englischen: STRESSED spelled backward is DESSERTS.

Baut sich situativer Stress über längere Zeit hinweg auf, wird er zu physiologischem Stress.

Mediziner erklären Stress als Reaktion des Körpers auf ein inneres Ungleichgewicht, das mit Hormonen ausgeglichen werden muss. Damit ist die Ausschüttung der Stresshormone zunächst einmal eine positive Reaktion des Körpers auf Belastungen, sozusagen sein Beitrag zur Herstellung des Gleichgewichts. Die Stressreaktion dient doch ursprünglich zum Umgang mit Herausforderungen in der Außenwelt.

Wenn das Nervensystem aus dem Gleichgewicht gerät, entsteht physiologischer Stress. Bildlich gesprochen lässt sich das menschliche Nervensystem mit einem Auto vergleichen: Du kannst nicht immer nur Vollgas fahren. Damit alles reibungslos läuft, werden Gas und Bremse in einem ausgewogenen Verhältnis gebraucht.

Rückblickend bin ich viele Jahre meines Lebens Vollgas gefahren, sowohl beruflich als auch privat. Der zeitintensive und anspruchsvolle Außendienstjob auf der einen Seite und mein aktives Privatleben mit Konzerten und Partys und Fortgehen auf der anderen Seite haben mich kaum zur Ruhe kommen lassen. Der Burnout hatte mich dann gezwungen, runterzufahren und meine Aktivitäten stark einzuschränken. Stresstyp-A Frauen fahren eben gerne Vollgas. Was passiert dabei im Körper?

Mit dem Gas vergleichbar ist der Sympathikus, der Teil des vegetativen Nervensystems, der das System hochfährt

– der Parasympathikus dagegen bremst das System herunter. Sympathikus und Parasympathikus werden auch als autonomes Nervensystem bezeichnet, da sie unabhängig von unserem Bewusstsein arbeiten.

Wir brauchen also nicht daran zu denken, das Essen im Darm weiter zu schieben zum nächsten Darmabschnitt oder daran, dass die Bauchspeicheldrüse mehr Insulin produzieren soll. Unsere Leber verrichtet ihre Entgiftungsaufgaben ebenso automatisch, wie sich unser Immunsystem um schädliche Keime kümmert usw.

So läuft nahezu alles, was in unserem Körper abläuft, automatisch ab, vergleichbar mit einem Autopilot.

Der Parasympathikus dient dem Leben und ist zuständig für Verdauungsabläufe, Reparatur, Heilung, Lernen, Kreativität und den Aufbau von Energiereserven. Das innere Gleichgewicht (Homöostase) des Organismus wird unter seinem Einfluss wieder hergestellt. Allgemein gesagt kümmert sich der Parasympathikus um die „Wartung" unseres Körpers. Unterstützt wird der Parasympathikus durch Liebe, Vertrauen, Gelassenheit und Lebensfreude.

Der Sympathikus dient dem Überleben und ist zuständig für Funktionen, die den Körper in erhöhte Leistungsbereitschaft versetzen. Er ist aus der Evolution heraus betrachtet das „Kampf-oder-Flucht"-System. Wenn uns etwas stresst, gelangen wir in den Kampf-oder-Flucht-Modus.

Es geht sozusagen der Feueralarm los: es fließt weniger Blut in die Verdauungsorgane (denn Überleben ist wichtiger als Verdauen) und auch nicht mehr so viel in die Stirnlappen des Gehirns, wo unser kreatives Denken stattfindet. Der Großteil des Blutes wird nun in die Muskulatur gepumpt, damit wir schneller laufen oder besser kämpfen können. Die Atmung wird zu selbigem Zweck angeregt, und die Sinnesorgane sind auf vollen Empfang gestellt, um jegliche Gefahr zu erkennen. Angst, Ärger und Anspannung veranlassen den Sympathikus dazu Gas zu geben.

Diese Vorgänge waren einmal dazu gedacht unser Überleben zu sichern. Das sind sie immer noch, aber es geht darum, wann sie wie wirken und verwendet werden. Wir Menschen sind so konzipiert, dass der Parasympathikus und seine für uns so lebens- und gesundheitserhaltenden Maßnahmen überwiegen.

Der Sympathikus sollte jeweils nur relativ kurze Phasen – im Notfall - einkicken und uns retten. Ist der Sympathikus zu oft und zu anhaltend aktiv, wirkt das auf Dauer schädigend auf unsere Organe und vor allem auf das Immunsystem. Denn wenn der Feueralarm = Sympathikus losgeht, stellen unsere Zellen ihre normalen Wachstums-, Reparatur- und Heilungsaufgaben ein. Sie machen sozusagen dicht. Das bedeutet, dass unsere Zellen in diesem Stressmodus kaum Vitamine, Mineralstoffe, essenzielle Fettsäuren und Sauerstoff aufnehmen. Und sie lassen auch keine Stoffwechselabbauprodukte und Toxine heraus.

Dieser Vorgang erzeugt ein toxisches Milieu innerhalb der Zelle, das kein Wachstum, keine Reparatur, Wartung und Heilung zulässt.

Im nächsten Kapitel beschreibe ich dir, was das nun mit dem Essverhalten zu tun hat.

Stress ist, wenn sich ein Elefant
auf deine Brust gesetzt hat.

- Pascal Lachenmeier, Schweizer Jurist -

Das Emotional-Physiologische Stressmodell (EPS)
© Sandra Blabl

Aus all den gewonnen Erkenntnissen habe ich das Emotional-Physiologische Stressmodell, kurz EPS, entwickelt. In diesem Modell beschreibe ich den Zusammenhang zwischen chronischem Stress, Biochemie, Ernährung und Zuckerabhängigkeit.

Ich unterscheide im EPS drei verschiedene Stressoren: die äußeren Stressoren, die emotionalen Stressoren und die chemischen Stressoren.

Äussere Stressoren:
Probleme an der Arbeitsstelle, mit dem Partner, Familienmitgliedern, Gesundheit, Finanzen ...

Emotionale Stressoren:
Wut, Angst, Trauer, Schuld, Scham, Hilflosigkeit, Einsamkeit, Minderwertigkeit ...

Chemische Stressoren:
Zucker, Süssstoffe, Weissmehl, Kaffee, Alkohol, Nikotin, Medikamente, Glutamat ...

©2015 Sandra Blabl

Die situativen Stressoren bezeichne ich als äußere Stressoren, da sie von außen kommen. Auf Dauer können diese Alltagsprobleme bewirken, dass unangenehme Gefühle wie Minderwertigkeit, Einsamkeit, Frust etc. entstehen, die dann chronisch werden können. Das sind emotionale Stressoren, denn diese Gefühle belasten uns auf Dauer auch sehr.

So entstehen aus äußeren Stressoren emotionale. Oft kommen dann viele negative Gedanken hinzu, wie sich immer Sorgen machen oder Angst vor dem Dicksein, nicht gut genug zu sein, die Erwartungen anderer nicht zu erfüllen und vieles mehr. Auch das sind emotionale Stressoren.

Die emotionalen Stressoren entstehen aber nicht nur als Folge äußerer Stressoren. Sie können auch bei Menschen vorhanden sein, die wenig situativen Stress haben. Dann sind sie aufgrund von belastenden Ereignissen aus früheren Lebensjahren noch aktiv. Diese Ereignisse stammen oft aus der Kindheit und wurden im Unterbewusstsein nicht verarbeitet. Sie zeigen sich emotional, um gelöst zu werden. Diese „alten" emotionalen Stressoren, die bewusst oder unterbewusst vorhanden sind, können sehr gut mit Hypnosetherapie gelöst werden. Sie hilft, die aktuellen Emotionen zu mildern oder ganz aufzulösen.

Weiterhin gibt es chemische Stressoren. Das sind Nahrungsmittel, Getränke und weitere Stoffe, die wir unserem Körper zuführen und auf die der Körper dann irgendwann mit Stress reagieren kann. Dazu gehören jede Art von raffiniertem Zucker und industriell verarbeiteten Kohlenhydraten (Weizenmehl), künstliche Süßungsmittel wie Aspartam, Glutamat, Konservierungsmittel, Farbstoffe, Geschmacksstoffe, Kaffee, Alkohol, aber auch Nikotin und Medikamente.

Kaffee ist ein sehr großer Stressor, da das Koffein an den Nebennieren eine Ausschüttung des Stresshormons Adrenalin bewirkt. Darum macht Kaffee wach und munter, denn der Körper befindet sich nach dem Trinken des Genussmittels im Kampf-oder-Flucht-Modus. Kaffee gibt Vollgas.

Alkohol besteht immer aus vergorenen Kohlenhydraten, z. B. Wein und Sekt aus Weintrauben (hoher Fruchtzuckergehalt), Bier aus Getreide, Schnaps je nach Sorte aus Getreide, Kartoffeln oder Früchten. Alkohol geht sehr schnell ins Blut und wirkt dort wie ein schneller und starker Zuckerschub, worauf die Bauchspeicheldrüse mit hoher Insulinausschüttung reagieren muss. Vollgas.

Viele Menschen führen sich bei anhaltendem Stress vermehrt chemische Stressoren zu, d. h. sie essen mehr (meist mehr Kohlenhydrate und Zucker), trinken mehr Alkohol,

　　　　　　　　　　　　Sandra Blabl

rauchen mehr, brauchen mehr Schmerzmittel gegen Kopfschmerzen und so weiter. Sie tun dies, um sich vermeintlich
besser zu fühlen oder sich „was zu gönnen" in der belastenden Situation, stressen aber den Körper umso mehr damit.

In der Regel wirkt nicht genau einer der oben genannten
Stressoren, sondern eine Kombination aus äußeren, emotionalen und chemischen Stressfaktoren.

Unabhängig davon, wo dieser dauerhafte Stress her-
kommt oder wie er sich genau zusammensetzt, es passiert
Folgendes (vor allem wenn die oben genannten vier Faktoren der Bulimie auch vorhanden sind):

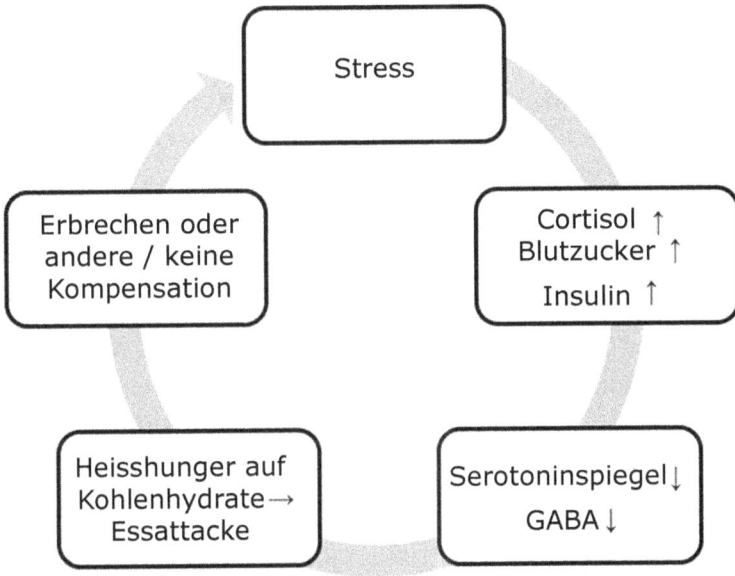

Stress

Cortisol ↑
Blutzucker ↑
Insulin ↑

Serotoninspiegel ↓
GABA ↓

Heisshunger auf
Kohlenhydrate →
Essattacke

Erbrechen oder
andere / keine
Kompensation

©2015 Sandra Blabl

Wenn das Gehirn das „Stress-Signal" empfängt, reagiert es
immer auf dieselbe Art und Weise. Egal ob man sich stark
erschrickt, langwierige Sorgen mit Familienangehörigen
hat, einen verständnislosen Vorgesetzten oder ob man gewisse stressauslösende Sachen isst, trinkt, raucht: es infor-

miert blitzschnell die Nebennierenrinde, um Adrenalin und danach Cortisol auszuschütten.

Die Stresshormone bewirken, dass aus der Leber Glykogen freigesetzt wird, eine im menschlichen und tierischen Organismus vorliegende Speicherform der Kohlenhydrate. Dieser Vorgang erhöht den Blutzuckerspiegel. So kann zusätzliche Energie bereitgestellt werden, um mit der Stresssituation (Kampf oder Flucht) fertig zu werden.

Cortisol versetzt den Menschen zusammen mit dem Sympathikus aus Sicht der Evolution in Kampfbereitschaft: es steigert den Herzschlag und die Energieversorgung der Muskulatur, gleichzeitig wird die Verdauungstätigkeit heruntergefahren, aber auch die Zellneubildung und Regeneration.

Zusammen mit dem Adrenalin reguliert Cortisol den Blutzuckerspiegel. Beide lassen den Blutzuckerspiegel wie oben beschrieben ansteigen, damit erhöht sich auch der Anteil des Insulins. Der Grund dafür ist, dass dann das Insulin den Zucker (Glukose) in die Zellen schleust, die Energie brauchen, z. B. in die Muskulatur, um wegrennen oder kämpfen zu können.

Durch die Bewegung werden Stresshormone wieder abgebaut. Sobald die Gefahr vorüber ist, wird dieser Mechanismus abgeschaltet. Um die Energiereserven jetzt wieder aufzufüllen, sorgt der Botenstoff NPY dafür, dass man viel Hunger auf Kohlenhydrate (= Energie) bekommt.

Dieser Vorgang, der in der Geschichte der Menschheit das Überleben sicherte, ist immer noch im Menschen verankert. Nur laufen wir weder um unser Leben noch kämpfen wir bei Sorgen, Ängsten, Frust und Einsamkeit. Die Stresshormone werden daher nur ganz langsam wieder abgebaut und lassen uns lange „unter Strom" stehen. Nervosität, Gereiztheit, innere Unruhe, ständiges Gedankenkreisen, Schlafprobleme, Verdauungsstörungen, Kopfschmerzen und Heißhunger auf schnell verfügbare Kohlenhydrate sind unter anderem die Folge.

Der Blutzuckerspiegel wird dadurch instabil und zeigt große Schwankungen, weil durch den Verzehr dieser vielen

Kohlenhydrate auch stets große Mengen an Insulin ausgeschüttet werden müssen. Das Insulin wird normalerweise „passgenau" ans Blut abgegeben, je nach Zuckermenge. Mit der Zeit produziert die Bauchspeicheldrüse aber ein Übermaß in Insulin, um die Unmengen an Zucker zu bewältigen. Zuviel Insulin bewirkt jedoch, dass der Blutzuckerspiegel zu stark absinkt, was wieder zu Heißhunger auf schnell verfügbare Kohlenhydrate führt.

Ein zu niedriger Blutzuckerspiegel macht sich unter anderem bemerkbar durch Zittern, häufigen Durst, Schwächegefühl, Stimmungsschwankungen, Kopfschmerzen, verschwommene Sicht, Vergesslichkeit, einen nervösen Magen, Schlafstörungen, Nervosität, Gereiztheit, Erschöpfung und ständigem Verlangen nach Süßem bzw. Brot, Gebäck und so weiter. Ein Teufelskreislauf entsteht.

Durch diesen wiederholten Vorgang (Stresshormone – erhöhter Blutzuckerspiegel – vermehrt Insulin) sinkt mit der Zeit der Serotoninspiegel, denn der hohe Konsum an raffiniertem Zucker hemmt unter anderem die Serotoninproduktion. Dies verursacht ebenfalls Heißhungerattacken, in denen wieder viele kohlenhydrathaltige Nahrungsmittel gegessen werden, denn Serotonin reguliert unter anderem unser Hunger- und Sättigungsgefühl. Der Serotoninspiegel wird kurzfristig angehoben, wenn man schnell verfügbare Kohlenhydrate isst.

Dieser Effekt ist aber nur von sehr kurzer Dauer. Der Serotoninspiegel sinkt immer weiter und die nächste Essattacke oder starke Gelüste folgen. So kann der Körper abhängig werden von Zucker, bei gleichzeitigem Proteinmangel. Protein wird unter anderem zur Produktion von Stresshormonen gebraucht. Betroffene essen aber oft zu wenig davon oder zu unregelmäßig.

Im Kapitel „Die Erlösung" liest du, wie ich ohne pharmazeutische Medikamente wie den Antidepressiva meinen Serotoninspiegel auf eine natürliche Weise ausgeglichen habe. Ich war überrascht, wie gut das funktionierte.

Es sind noch andere Neurotransmitter betroffen. Bei andauerndem Stress verbraucht unser Körper auch viel GABA (Gamma-Aminobuttersäure), das ist sozusagen unser körpereigenes Beruhigungsmittel. Ist zu wenig GABA vorhanden, können Menschen nicht gut entspannen und runterfahren. Daher greifen viele Menschen bei Stress und Anspannung noch oft zu kohlenhydrathaltigem Essen, Alkohol oder Zigaretten, denn das entspannt uns im Moment.

Je höher der Cortisolspiegel, desto höher kann auch der Dopaminspiegel steigen. Dopamin ist ein Hormon und Neurotransmitter, der an Prozessen der Motorik, der Denk- und Wahrnehmungsfähigkeit beteiligt ist, und es reguliert die Durchblutung einiger innerer Organe. Dopamin wird in aufregenden Situationen ausgeschüttet, z. B. beim Sport, Sex oder in Konkurrenz- und Konfliktsituationen. Es reicht jedoch auch schon, nur an eine solche Situation zu denken, schon wird Dopamin ausgeschüttet, der Herzschlag beschleunigt sich und die Muskeln werden optimal koordiniert.

Dopamin in der richtigen Menge fördert die Geschwindigkeit und Präzision des Denkens und der körperlichen Reaktionen. Der Geist kann so intensiver an der Problemlösung arbeiten, denn Dopamin lenkt die Aufmerksamkeit auf eine bestimmte Sache. Das kann eine Fokussierung sein auf einen Mann, eine Frau, ein Auto, ein Schmuckstück, eine Handtasche, Fußball, Essen, Süßes und so weiter.

Ist der Dopaminspiegel zu hoch, sorgt das für penetrante „Ich will das haben"-Gedanken, es löst Gier aus.

Zu wenig Dopamin führt unter anderem zu Konzentrationsstörungen, Tagesmüdigkeit, Selbstzweifel und Depression.

Der beschriebene biochemische Vorgang ist sehr stark und es scheint in der Regel unmöglich dagegen anzukommen! Wenn das Gehirn aufgrund von zu wenig Blutzucker und zu wenig Serotonin nach neuem Zucker schreit, schreit es so laut und heftig, dass es nahezu unmöglich wird, nicht sofort etwas Kohlenhydrathaltiges zu essen. Das ist das, was Betroffene als Zwang oder Sucht bezeichnen!

Sandra Blabl

Ein Teil der betroffenen Menschen kompensiert die Essattacken mit Erbrechen, Abführmitteln, exzessivem Sport oder anschließendem strengen Fasten. Sie sind meist im Normalgewichtsbereich. Die Schulmedizin nennt es Bulimie.

Der andere Teil kompensiert es nicht, d. h. diese Menschen werden immer dicker. Die Schulmedizin nennt dies Binge Eating Disorder, also Essattackenstörung. Für mich gibt es insofern keinen Unterschied, denn die Ursachen und die biochemischen Vorgänge sind dieselben. Die Menschen gehen nur anders damit um.

Zusammengefasst handelt es sich dabei um Zuckerabhängigkeit! So entsteht dieser schier unbezwingliche, übernatürliche Zwang nach allem, was schnell verfügbare Kohlenhydrate enthält. Und der Organismus will dann so schnell so viel davon, wie möglich. Das ist der Tiger.

Wenn der Wind der Veränderung weht,
bauen die einen Mauern und die anderen
Windmühlen.

- Chinesisches Sprichwort -

Die Lösung

Nun verstand ich endlich den Mechanismus aus Stress, Psyche und Biochemie. Etwas fehlte mir noch: die optimale Behandlung. Ich suchte nach dem letzten Dreh, der letzten fehlenden Information, dem gewissen Etwas. Alle Informationen, die ich bisher hatte, waren gut und wichtig, aber nicht ausreichend.

Als ich ein paar Monate später meine Mailbox aufräumte, entdeckte ich die E-Mail einer Kollegin mit Buchtipps. Beide sind von der Autorin Julia Ross: „Was die Seele essen will – Die Mood Cure" und „The Diet Cure - The 8-Step Program to Rebalance Your Body Chemistry and EndFood Cravings, Weight Gain, and Mood Swings--Naturally". Das zweite Buch ist bisher nur in Englisch erhältlich.

Ich habe dir eine ausführliche Literaturliste zusammengestellt. Du findest sie zum Herunterladen im Bonusmaterial unter

www.bulimiefrei.jetzt/bonusmaterial

Die Beschreibung des Inhalts klang ähnlich wie das Konzept von Inke Jochims, die Bulimie als Zuckerabhängigkeit beschreibt. Daher hatte ich die Bücher nicht bestellt, als ich die Tipps ca. drei Monate vorher bekommen hatte. Aber nun meldete sich plötzlich mein Bauchgefühl, ich solle beide Bücher „genau jetzt" bestellen und lesen.

Ich startete mit „Was die Seele essen will". Jede freie Sekunde verbrachte ich mit dem Buch in der Hand, saugte alle Informationen auf und setzte das Konzept sofort um. Vier Tage später waren die Essattacken weg. Einfach verschwunden. Einfach so! Wow ...

Dennoch trank ich immer wieder mal etwas Rotwein oder Bier, und ich merkte, dass der Alkohol die Gier nach Zucker bzw. allgemein nach Kohlenhydraten erneut triggerte. Also musste ich jetzt unbedingt noch vom Alkohol loskommen. Auch das war leichter als gedacht.

Julia Ross gibt auf ihrer Homepage weiterführende Literatur zum Thema Alkoholmissbrauch an. Alkoholmissbrauch klang schlimm für mich, aber nun war ich auf einem so guten Weg. Ich machte mich ran ans nächste Buch. Es ist von Joan Mathews Larsen und heißt „Seven Weeks to Sobriety: The Proven Program to Fight Alcoholism through Nutrition" (bisher nur in Englisch erhältlich).

Ich habe die Behandlungsansätze von Julia Ross und Joan Mathews Larsen miteinander kombiniert. Als Ergebnis verschwanden die regelmäßigen Gelüste nach Alkohol wie von selbst.

Julia Ross hat die Verbindung zwischen Biochemie, Gefühlen und Sucht erforscht - und einen Lösungsweg gefunden. Wird die Biochemie reguliert, dann kommt die Stimmung in Balance und die Sucht verschwindet. Diese Erkenntnis ist meines Erachtens immens wichtig bei der Behandlung von Essstörungen.

Das Gehirn ist zuständig für unsere Emotionen, Gedanken, Gedächtnis, Wahrnehmung und das Selbstbewusstsein. Das heißt, ein gesunder und stabiler Verstand ist nur bei einem organisch gesunden und einwandfrei funktionierenden Gehirn möglich.

Nach all den Anläufen und Methoden, mit denen ich vor allem die psychologischen Faktoren erfolgreich behandelt hatte, folgte der für mich wichtige Schritt: ich habe meine Biochemie ausgeglichen, indem ich bestimmte Nahrungsergänzungsmittel eingenommen und meine Ernährung gemäß meinem Stoffwechseltyp angepasst habe.

Seither habe ich kein zwanghaftes Verlangen mehr nach Zucker oder Alkohol. Und somit keinerlei Essattacken mehr. Ich bin wieder ich selbst. Ich bestimme wieder, was ich esse oder nicht, und was ich trinke oder nicht. Wenn ich Alkohol trinke, dann zu bestimmten Gelegenheiten. Dann genieße ich ihn auch.

Zuerst waren noch Zweifel da, ob dieser Erfolg wirklich von Dauer ist. Ich hatte mich schon einmal gefreut, als die Essattacken nach der Geistheilung verschwunden waren. Würden sie diesmal auch wieder kommen?

Je mehr Zeit verging, umso mehr verschwanden die Zweifel. Ich wusste, nein ich spürte, dass das die Lösung ist.

Die Stimmungsschwankungen sind ebenso verschwunden wie der unruhige Schlaf.

Morgens stehe ich frisch und klar im Kopf auf und bin tagsüber konzentriert und fokussiert. Ich habe von Natur aus viel Energie, die zwischendurch enorm in den Keller gesunken war. Jetzt platze ich wieder vor Tatendrang. Meine Praxis ist sehr gut gebucht, und ich fühle mich zufrieden und ausgefüllt mit meiner Aufgabe.

Ich gebe in der Schweiz und in ganz Deutschland Hypnoseunterricht und bin immer wieder auf Reisen, wo ich tolle Menschen kennenlerne und schöne Gegenden genießen darf. Beruflich ist es während der ganzen belastenden Phase gut gelaufen, aber seit August 2014, als die Essattacken aufhörten, habe ich nochmals einen gewaltigen Schub bekommen.

Die dauernde Angst vor dem Zunehmen ist genau so verschwunden wie täglichen Gedanken daran, immer genügend Junkfood zu Hause haben zu müssen. Ich habe keine Angst mehr vor dem Dickwerden.

Es fällt mir ganz leicht, gemäß meinem Stoffwechseltyp zu essen. Es ist kein Verzicht, wenn ich kaum Brot und keine Nudeln mehr esse, im Gegenteil. Ich habe keine Lust mehr auf die für mich ungünstigen Kohlenhydrate, weil ich sie so lange nicht gegessen habe. Mit der Ernährung für den Proteintypen fühle ich mich nach dem Essen satt und zufrieden bis zur nächsten Mahlzeit. Ich fühle mich so leicht und befreit, das ist unbeschreiblich!

Ich habe den Schlüssel gefunden. Mein Gehirn und mein Verstand sind gesund - und der Tiger ist verschwunden!

Falls du den Stoffwechseltypentest und die Rezepte für den Proteintypen noch nicht heruntergeladen hast, habe ich hier nochmals den Link für dich:

www.bulimiefrei.jetzt/bonusmaterial

In den folgenden Kapiteln erfährst du, was emotionales Essen ist, wie es entsteht, den Zusammenhang zur Bulimie. Und was letztendlich ausschlaggebend für meine Heilung war.

Wer hohe Türme bauen will,
muss lange beim Fundament
verweilen.

- Anton Bruckner (österreichischer Komponist) -

Sandra Blabl

Emotionales Essen?!

Ich habe dir geschildert, dass Essstörungen multifaktoriell sind und sich aus genetischen, psychologischen, biochemischen und soziokulturellen Faktoren zusammensetzen. Bulimie und Essattacken beginnen meist mit einer einseitigen, kalorienreduzierten Ernährung, die zu einem Nähstoffmangel führen.

Wenn die Qualität und/oder Quantität der Nahrung nachlassen, leidet als Erstes die Stimmung. Warum ist das so?

Wie Julia Ross unterscheide ich auch zwischen echten und unechten Emotionen. Echte Emotionen sind authentische Reaktionen auf reale Schwierigkeiten. Echte „negative" Emotionen sind enorm wichtig, z. B. Trauer zur Verarbeitung von Verlusten, Angst als Schutz vor Gefahr und so weiter. Echte Emotionen verschwinden mit der Zeit. Falls nicht oder wenn sie verdrängt werden, können Beschwerden und gar Krankheiten entstehen. Echte Emotionen und ihre Folgen können sehr gut mit Hypnosetherapie behandelt werden. Statt langer Psychotherapien braucht es dazu meiner Erfahrung nach meist nur ein bis drei Hypnosesitzungen.

Unechte Emotionen dagegen werden vom Gehirn produziert, wenn es nicht genügend Nährstoffe bekommt, um ausgeglichen zu arbeiten. Welche Nährstoffe das sind, erkläre ich dir weiter unten. Unechte Emotionen zeigen sich durch starke emotionale Reaktionen auf Kleinigkeiten, z. B. Ausraster „wegen nichts", Tränen bei einem sentimentalen Film oder wenn du das Glas immer halb leer siehst statt halb voll. Oft denken sich Betroffene „Ich bin doch nicht normal! Warum kann ich nicht so reagieren wie die anderen?".

Emotionales Essen aufgrund unechter Emotionen kommt nach meiner Erfahrung viel häufiger vor als wegen echter Emotionen. Nur merkst du nicht, ob eine Emotion echt oder unecht ist, denn sie fühlt sich immer real an.

Das ist auch mir passiert. Je länger die Bulimie andauerte, umso gereizter wurde ich in harmlosen Situationen im Privatleben und manchmal auch im beruflichem Umfeld. Ich brauste wegen Kleinigkeiten auf und wurde dabei laut und verbal aggressiv. Im Nachhinein verstand ich selbst nicht, warum ich da so überreagiert hatte.

Heute weiss ich, dass unechte Emotionen am Werk waren. Ich kann mich nicht erinnern, wann ich das letzte Mal so genervt war, das Symptom ist verschwunden. Dafür bin ich sehr dankbar, weil mein Umgang mit Menschen, die mir am Herzen liegen, viel angenehmer geworden ist.

Es gibt verschiedene Gründe, warum Menschen zu wenig oder einseitig essen. Das können sehr starke emotionale Belastungen sein, z. B. Familienereignisse, die dann zunächst zu echten Emotionen führen. Dann beginnt die Betroffene meist damit, sich mit Essen zu trösten und zu viel zu essen, um dann eine strenge Diät nach der anderen zu machen. Wieder andere erbrechen das Gegessene oder kompensieren es anderweitig.

Um echte belastende Emotionen aufzulösen, muss unbedingt ursachenauflösend gearbeitet werden, was sehr gut mit Hypnosetherapie in wenigen Sitzungen machbar ist.

Aus echten Emotionen können mit der Zeit unechte entstehen, d. h. aus den psychischen Gründen resultieren biochemische.

Es kann auch harmlose Gründe haben, z. B. ein Mädchen oder eine Frau möchte abnehmen, weil sie etwas übergewichtig ist. Da muss nicht gleich ein schwerwiegender psychischer Grund dahinter stecken. So wie es bei mir geschehen ist. Ich hatte nicht aus emotionalen Belastungen heraus zu viel gegessen und zugenommen, sondern weil mein Stoffwechsel in jungen Jahren mehr verbrannt hat und auch noch mit dem Zuviel an Kohlenhydraten umgehen konnte. So blieb ich schlank. Mit Anfang 20 hat sich mein Stoffwechsel verändert, aber nicht mein Stoffwechseltyp. So habe ich nicht mehr alles so optimal verbrannt und das Zuviel gespeichert. Ich aß dauernd Brot und Nudeln.

Sandra Blabl

Du möchtest wissen, welcher Stoffwechseltyp du bist? Dann lade dir den Stoffwechseltypentest im kostenlosen Bonusmaterial von meiner Webseite herunter: *www.bulimiefrei.jetzt/bonusmaterial*

Das Gehirn ist für die meisten unserer echten und unechten Emotionen verantwortlich. Aber auch unser Herz und der Magen-Darm-Trakt beeinflussen unsere Emotionen.

Es gibt mehrere hoch spezialisierte und leistungsfähige Emotionsmoleküle (das sind Transmitter, oder auch Botenstoffe genannt) im Zusammenhang mit dem Essverhalten, die ich dir im nächsten Kapitel beschreibe. Hat das Gehirn genügend davon, sind wir so glücklich und ausbalanciert, wie es unsere Lebensumstände zulassen. Sind jedoch zu wenig vorhanden, dann hört das Gehirn auf durchgängig normale Emotionen hervorzurufen. Stattdessen produziert es unechte Emotionen, so wie ein verstimmtes Klavier.

Ein gut funktionierender Gehirnstoffwechsel braucht bestimmte Substanzen, damit er nicht entgleist. Produziert das Gehirn jedoch mehr „Schlechte-Laune"-Substanzen statt „Gute-Laune"-Substanzen, sind wir anfälliger für Abhängigkeiten von Alkohol, Drogen und ... Kohlenhydraten bzw. Zucker!

Die benötigten Substanzen sind Aminosäuren, aus denen die Emotionsmoleküle produziert werden. Aminosäuren sind die Bausteine der Proteine, und sie sind die Grundlage aller Lebensvorgänge, da sie absolut unentbehrlich sind für jeden Stoffwechselvorgang.

Aminosäuren sind wichtig zur Zellerneuerung und -reparatur (diese Funktion als Baustoff kann von keinem anderen Nahrungsbestandteil übernommen werden), zur Zellneubildung, d.h. dem Ersatz nicht mehr lebensfähiger Zellen, als Baustoff für neue Immunzellen, für die Bildung von zahlreichen Enzymen und Hormonen, der Steuerung des Stoffwechsels, der Immunabwehr (Antikörper und Gerinnungsfaktoren sind aus Proteinen aufgebaut), der Stabilisierung des Blutzuckerspiegels und vielem mehr.

Es gibt vier wichtige Stimmungsmotoren im Gehirn und jeder benötigt einen anderen Kraftstoff. Ein gut mit Aminosäuren versorgtes Gehirn erzeugt echte Emotionen. Ein unzureichend mit Aminosäuren versorgtes Gehirn erzeugt unechte Emotionen.

Ist das Gehirn unterversorgt mit den wichtigen Nährstoffen, dann entsteht „emotionales Essen". Erst lange danach leidet der Körper mit.

Der Tiger war ein Notprogramm meines Gehirns. Es hat jahrelang nach dem richtigen Treibstoff verlangt und das sehr heftig. Da es ihn nicht bzw. nicht ausreichend bekommen hat, hat es überreagiert und damit die Essattacken ausgelöst. Das ist auch der Grund, warum ich nie ein Muster erkennen konnte. Die Essattacken waren manchmal in belastenden Situationen besser und in stressfreien Zeiten schlimmer. Bei einigen meiner Klientinnen ist es umgekehrt, aber jeder Mensch ist individuell.

Der Tiger ist dorthin verschwunden, wo er herkam: in mein physisches Gehirn. Er war immer ein Teil von mir und wird es immer bleiben. Ich bin ihm dankbar, denn heute kann ich anderen betroffenen Frauen ebenso helfen, wie ich mir habe helfen können.

Es klingt im ersten Moment vielleicht widersprüchlich, aber häufige Fressattacken führen auf Dauer dazu, dass das Gehirn immer mehr unterversorgt wird mit seinen wichtigen Nährstoffen. Im nächsten Kapitel erfährst du, welche Symptome neben dem emotionalen Essen noch entstehen, wenn dein Gehirn hungert und wie es zu einem Mangel an wichtigen Neurotransmittern (Botenstoffe des Nervensystems) kommen kann.

*Auf Erden lebt kein Menschenkind,
an dem man keinen Mangel find't.*

- Sprichwort -

Mangelzustand dank Fressattacken

Es gibt verschiedene Symptome eines Aminosäuremangels und eines daraus resultierenden Mangels an Neurotransmittern:

- Emotionales Essen
- Essstörungen (Essattacken, Bulimie, Anorexie)
- Ständig Lust auf Süsses, Salziges, Brot oder anderes kohlenhydrathaltiges Essen
- Unerklärliche Gewichtszunahme bzw. sehr schnelle Gewichtszunahme („wenn ich das nur ansehe, nehme ich schon zu")
- Zu viel/regelmäßig Alkohol bis hin zum Alkoholmissbrauch
- Stimmungsschwankungen, Depressionen
- Energielosigkeit, Müdigkeit, Lustlosigkeit
- Schlafprobleme
- Gereiztheit, Aggressivität
- Nah am Wasser gebaut haben, Tränen laufen wegen Nichtigkeiten
- Negatives Denken, viele Sorgen, Zweifel
- Vermindertes Selbstwertgefühl
- und viele andere Symptome ...

Bei betroffenen Menschen, mehrheitlich Frauen (vor allem vom Stresstyp A und Proteintypen), leiden mit jeder Diät oder Kalorieneinschränkung die Energie, Stimmung und Gesundheit mehr und mehr. Der Körper speichert verzweifelt das Wenige, das er bekommt, um die „Hungersnot" zu überstehen und sie nicht verhungern zu lassen. Gleichzeitig hungert aber ihr Gehirn, denn es bekommt nicht ausreichend oder nicht die notwendigen Nährstoffe, um optimal funktionieren zu können.

Die Gehirnchemie verändert sich zum Nachteil, da durch die kalorienreduzierte Ernährung immer weniger von den äußerst wichtigen Neurotransmittern gebildet werden können.

Sandra Blabl

Die vier wichtigen Neurotransmitter für eine stabile Gehirnchemie sind Serotonin, Katecholamine, GABA und Endorphine. Welche positive Funktion diese Neurotransmitter haben und welche Symptome ein Mangel daran auslöst, findest du im kostenlosen Bonusmaterial auf meiner Webseite zum Herunterladen:

www.bulimiefrei.jetzt/bonusmaterial

Ein Gehirn, das genügend von allen diesen natürlichen, stimmungsverbessernden Substanzen hat, hat keinen Grund nach Zucker zu schreien und unechte Emotionen zu produzieren. Denn genau dieser biochemische Schrei nach Zucker löst das zwanghafte Essverhalten, das Verlangen nach Alkohol oder sogar nach Drogen aus.

Was sind die Gründe für einen Mangel an diesen wichtigen Neurotransmittern?

Es gibt verschiedene Gründe, und meiner Erfahrung nach ist es selten einer allein, sondern eine Kombination aus folgenden Faktoren:

- Länger anhaltender Stress mit emotionaler Belastung oder immer wieder große Stressbelastungen, egal wie lange diese zurückliegen, führen zu einem vermehrten „Verbrauch" der genannten Neurotransmitter.
- Unregelmäßige Mahlzeiten, das OFS (Ohne-Frühstück-Syndrom), generell immer wieder Mahlzeiten auslassen, Diäten und kalorienarme Ernährung liefern zu wenig Gehirnnahrung.
- Zu viele Kohlenhydrate, vor allem raffinierter Zucker und Weizenmehlprodukte, hemmen die Serotoninbildung und können abhängig machen.
- Immer wieder zu wenig Proteine und gesundes Fett führen dazu, dass jegliche Zellen ungenügend der wichtigen Baustoffe erhalten.
- Alkohol, wenn regelmäßig oder übermäßig konsumiert, hemmt die Bildung von Neurotransmittern aus Aminosäuren.
- Bestimmte Medikamente können die Aufnahme und Verstoffwechslung von Aminosäuren stören.

- Kaffee, wenn übermäßig konsumiert, hemmt die Serotoninbildung und somit das Schlafhormon Melatonin, das aus Serotonin gebildet wird; er übersäuert den Körper, erschöpft Vorräte an B-Vitaminen, Vitamin C, Kalium, Kalzium und Zink.
- Synthetische Süßungsmittel wie Aspartam etc. hemmen die Serotoninbildung.
- Farbstoffe, Konservierungsstoffe und andere chemische Zusätze und Glutamat sind chemische Stressoren.
- Ein Mangel an Neurotransmittern kann genetisch bedingt sein, wenn z. B. in der Familie (Vater- und Mutterlinie) Alkoholismus, Depressionen, Diabetes, Schilddrüsenprobleme oder geistige Krankheiten aufgetreten sind.
- Zu wenig Tageslicht und mangelnde Bewegung hemmen die Serotoninbildung.

Es ist daher bei Essstörungen enorm wichtig, die Gehirnchemie zu stabilisieren, um die unechten Emotionen zu eliminieren und den Blutzuckerspiegel zu stabilisieren.

Das ist der neurochemische Faktor, der bei den meisten Therapieansätzen nicht beachtet wird. Meist geschieht das aus Unwissenheit.

Wenn ich Patientinnen habe, die vorher monatelang in Spezialkliniken für Essstörungen verbracht haben, befrage ich sie immer zum dortigen Behandlungsansatz. Die Antwort ist stets sehr ähnlich: Gesprächstherapie (Einzel- und Gruppensitzungen), Verhaltenstherapie, Einhalten von Essensplänen (mit Nahrung, die nicht „Bulimiegerecht" ist).

Das Therapieergebnis ist vielfach auch sehr ähnlich: die Essattacken sind etwas besser, aber nicht vorbei oder sind nach dem Klinikaufenthalt einige Zeit weg und kommen bald wieder.

Bulimie ist multifaktoriell und wird nicht multifaktoriell behandelt.

Daher ist Bulimie mit herkömmlichen Methoden so langwierig zu therapieren oder scheint gar therapieresistent zu sein. Das muss es nicht, es kann schnell gehen und sich vor allem gut anfühlen. Ich bin der beste Beweis dafür.

Was ich immer wieder bemerke im Gespräch mit meinen Patientinnen, damals als ich noch Bulimie hatte wie heute, wo ich bulimiefrei bin, ist der Aspekt, dass sie sich verstanden fühlen bei mir und von mir. Oftmals berichten Patientinnen, dass sie bei einem Therapeuten oder einer Therapeutin waren, die mangels des Verständnisses Empfehlungen gegeben haben wie „Hören Sie einfach auf Ihren Körper und essen Sie nur, was Ihnen gut tut". Das ist in dem Zustand des nach Aminosäuren hungernden Gehirns unmöglich.

Ich habe so lange gesucht und über den Tellerrand geschaut, bis ich fündig geworden bin. Diese Erfahrungen teile ich nun mit anderen Betroffenen.

Die Zukunft ist da.
Sie ist bloß noch nicht
sehr weit verbreitet.

- William Gibson, Science Fiction-Autor und
Erfinder des Begriffs *Cyberspace* -

Die Erlösung

Ich hatte herausgefunden, dass bei mir ein Mangel aller vier Neurotransmitter vorlag und erkannte dies als Grund für mein abnormales Ess- und Trinkverhalten. Den entsprechenden Mangel habe ich dann ausgeglichen mit einer „Bulimie-gerechten" Nahrung in Kombination mit speziellen Ergänzungsmitteln, den Aminosäuren.

Aminosäuren sind Eiweißbausteine, die in tierischen und pflanzlichen Lebensmitteln vorkommen. Werden Aminosäuren als Ergänzungsmittel zusammen mit dem Gute-Laune-Essen eingenommen, können das Gehirn, der Darm, die Schilddrüse und die Nebennieren wieder selbst die notwendigen Neurotransmitter herstellen.

Die zusätzliche Einnahme dieser Aminosäuren ist oft notwendig, damit der Körper den jahrelangen Mangelzustand wieder ausgleichen kann. Das kann drei bis zwölf Monate dauern, je nachdem, wie dysbalanciert die Gehirnchemie ist. Auf keinen Fall brauchst du diese Mittel jahrelang einzunehmen. Sie machen nicht abhängig!

Sobald dein Körper den Mangelzustand ausgeglichen hat und du dich gemäß deinem Stoffwechseltyp weiter optimal ernährst, hörst du auf die Aminosäuren einzunehmen. Du bekommst keine Nebenwirkungen, wenn du die Einnahme stoppst, weil es keine pharmazeutischen Medikamente sind, sondern natürliche.

Wir korrigieren somit das Ungleichgewicht der Gehirnchemie - und das ohne pharmazeutische Medikamente. Du nimmst keine Hormone ein, sondern die Stoffe, also Aminosäuren, aus denen der Körper selbst die Hormone bzw. Neurotransmitter produzieren kann.

Sobald die Therapie greift - was zum Teil nur wenige Tage dauert - verschwinden die unnatürlichen und zwanghaften Gelüste von selbst, ohne Willenskraft und Anstrengung! Der schöne Nebeneffekt ist, dass sich auch deine Stimmung bessert und die dauernden Gedanken rund ums Essen bzw. Nicht-Essen sich verflüchtigen.

Gleichzeitig mit der Nährstoffeinnahme habe ich meine Ernährung angepasst, d. h. ich habe meinen Proteinanteil erhöht und achte nun darauf, dass ich zu jeder Mahlzeit Eiweiß esse. Das macht mich lange satt, es macht mich zufrieden und ich brauche keine Zwischenmahlzeiten mehr. Früher dagegen musste ich jeden Vor- und Nachmittag etwas essen, weil mein Blutzuckerspiegel so instabil war, dass ich rund drei Stunden nach einer Hauptmahlzeit zittrig wurde. Unwissenderweise habe ich dann wieder Kekse oder ein Fruchtjoghurt mit rund 25 Gramm Zucker pro Becher gegessen.

Lade dir hier kostenlos die Ernährungsempfehlungen inklusive der Rezepte für den Proteintypen herunter:

www.bulimiefrei.jetzt/bonusmaterial

Welche Aminosäuren und Nährstoffe Frauen mit Essstörungen brauchen, ist etwas unterschiedlich und hängt von den Symptomen ab. Auch die Dosierung muss individuell angepasst werden. Teils braucht es während der Einnahme ebenfalls noch Anpassungen. Ich unterstütze meine Patientinnen dabei, die für sie richtigen Aminosäuren in der benötigten Menge zu bestimmen.

Wie wirkten diese Aminosäuren?

Die wichtigsten Aminosäuren sind Tryptophan, GABA und Glutamin.

Aus der Aminosäure Tryptophan produziert unser Körper Serotonin. Es ist in Kapselform als L-Tryptophan erhältlich. Oft wird auch 5-HTP empfohlen, das ist 5-Hydroxytryptophan, das im Darm aus Tryptophan gebildet wird. Aus 5-HTP bildet der Körper im Gehirn den Neurotransmitter Serotonin. Das heißt aus Tryptophan wird zunächst 5-HTP und daraus Serotonin.

Bei einem Teil meiner Patientinnen wirkt L-Tryptophan besser, beim anderen Teil 5-HTP. Zu beachten ist, dass unbedingt Vitamin B6 benötigt wird, damit Tryptophan bzw. 5-HTP in Serotonin umgewandelt werden kann.

GABA kann in Kapselform als GABA plus eingenommen werden. Es hat eine wunderbar entspannende und stresslösende Wirkung, ohne müde oder benommen zu machen. GABA ist der wichtigste und ergiebigste hemmende Neurotransmitter im Gehirn, das heißt es spielt eine wichtige Rolle, um die Erregbarkeit im Nervensystem zu reduzieren. Frauen mit Essstörungen haben oft einen massiv erhöhten Bedarf an GABA plus.

Zu Stabilisierung des Blutzuckerspiegels und der Eliminierung der Gelüste auf Kohlenhydrate trägt Glutamin maßgeblich bei. Es wird als L-Glutamin eingenommen. Glutamin ist an zahlreichen Stoffwechselprozessen beteiligt und es ist unerlässlich für die Proteinsynthese und den Muskelaufbau. Daher nehmen es die Kraftsportler ein.

Aber es hat verschiedene Funktionen im Körper. Glutamin hat auch positive Auswirkungen auf den Glukosemetabolismus, also auf die Verstoffwechselung des Zuckers, und auf das Immunsystem. Eine regelmäßige und über den Tag verteilte Einnahme von L-Glutamin wirkt sich sehr positiv auf den Blutzuckerspiegel aus.

Bitte verwechsle Glutamin nicht mit Glutamat. Glutamat ist ebenfalls ein Neurotransmitter, der im Körper hergestellt wird und als Ausgangsstoff zur Herstellung von GABA dient. Glutamat wird auch künstlich produziert und ist in der Form besser bekannt als Geschmacksverstärker in industriell gefertigten Nahrungsmitteln, heißt als solcher aber korrekt L-Glutaminsäure. L-Glutamin als Nahrungsergänzungsmittel ist jedoch kein Geschmacksverstärker, sondern ist wissenschaftlich als nicht-essenzielle Aminosäure definiert.

Das L vor dem Namen der entsprechenden Aminosäuren steht für die linksdrehende Struktur seines chemischen Moleküls. Alle Aminosäuren, die wir Menschen nutzen, sind linksdrehend.

Alle Aminosäuren sollten auf nüchternen Magen eingenommen, also zwischen den Mahlzeiten. So wirken sie schneller und besser.

Falls du ein Antidepressivum nimmst, musst du sechs Stunden nach dessen Einnahme warten, bis du Tryptophan bzw. 5-HTP nimmst, sonst kann es zu Nebenwirkungen kommen.

Ich habe zusätzlich hoch dosiert Gamma-Linolensäure (GLA) in Form von Borretschöl eingenommen. Borretschöl unterstützt die Funktion der Gelenke und die Flexibilität der Zellmembranen, hilft bei der Vorbeugung von Blutgerinnseln, es fördert die Gesundheit von Haar, Haut und Nägeln und wird bei Wechseljahresbeschwerden und Prämenstruellem Syndrom (PMS) eingesetzt.

Was weniger bekannt ist: Gamma-Linolensäure wirkt sehr positiv bei Personen mit einem gesteigerten Alkoholkonsum. Das bedeutet, das übermässige Bedürfnis Alkohol zu trinken verschwindet.

Die Kombination aus Aminosäuren und Borretschöl hat bei mir bewirkt, dass die fast 20 Jahre andauernden Essattacken verschwunden sind und der Alkoholkonsum auf ein Minimum gesunken ist. Ich bin seit August 2014 frei von der Zuckerabhängigkeit. Wenn ich fortgehe, genieße ich ein bis zwei Gläser Rotwein oder Bier, das Verlangen nach mehr Alkohol ist verschwunden.

Unterstützt habe ich den Prozess durch eine Bulimiegerechte Ernährung, indem ich die im Kapitel „Mangelzustand dank Fressattacken" beschriebenen Serotonin-hemmenden Lebens- und Genussmittel von meinem Speiseplan gestrichen habe. Und zwar dauerhaft.

Sandra Blabl

*Man braucht nichts im Leben
zu fürchten, man muss nur
alles verstehen.*

- Marie Curie -

Ich lebe!

E s gibt einen großen Unterschied zwischen meiner Freiheit heute und der Zeit, als ich mithilfe der Geistheilung je für ein paar Wochen frei war von den Attacken. Damals hatte ich immer Angst, der Zwang würde zurückkommen, und manchmal war etwas Verlangen da, das ich dann eine Zeit lang mit Willenskraft wegdrücken konnte. Ich dachte oft daran, wie es jetzt wäre, wenn ich doch Junkfood für den Abend kaufen würde. Mithilfe der Aminosäuren war nebst den Essattacken automatisch auch diese Angst weg, inklusive jeglicher Gedanken „was wäre wenn".

Das war und ist immer noch die reine Erlösung!

Ich darf gar nicht daran denken, wie viel Geld ich in den letzten 20 Jahren ausgegeben habe für die Fressereien. Und wie viel Zeit ich verschwendet habe, wie viel komplette Abende und teils halbe Nächte mit den Fressorgien draufgegangen sind. Auch nicht an all die Heimlichkeiten meiner Familie, meinen Freunden und Partnern gegenüber, damit mein Leiden nur niemand mitbekommt. Unfassbar, aber das ist die Realität von Menschen, die von Bulimie betroffen sind.

Mögliche körperliche Spätfolgen jahrelanger Bulimie sind Zahnschäden und Verletzungen oder Entzündungen der Speiseröhre und des Mundinnenraumes aufgrund der Magensäure, Vergrößerungen der Ohrspeicheldrüsen („Hamsterbäckchen") durch das Pressen beim Erbrechen, Magen- und Darmbeschwerden und Herzrhythmusstörungen, aber auch Depressionen, Zwangs- und Angststörungen, Konzentrationsstörungen, chronische Müdigkeit, reduzierte Arbeitsleistung.

Einige dieser Symptome hängen wiederum mit dem Mangel an Botenstoffen zusammen, vor allem Serotonin und Katecholamine.

Ich bin zutiefst dankbar, dass ich keine Verletzungen am Magen und an der Speiseröhre davongetragen habe, und meine Zähne sind ebenfalls gut. Die körperlichen Folgen einer so langjährigen Bulimie sind mir erspart geblieben. Die chronische Müdigkeit verschwand im Laufe der Zeit, außerdem sind etliche meiner unechten Emotionen spurlos verschwunden und ich trauere ihnen in keiner Weise nach.

Das erste Mal seit vielen Jahren habe ich das Gefühl, ich lebe wieder! Ich lebe! Und ich habe Freude daran, zu leben und mein Leben selber zu bestimmen. Ich bin kein Roboter mehr, nicht mehr fremdgesteuert von meiner Biochemie.

Ich hatte mich in die Hölle verirrt und erst nach fast 20 Jahren wieder herausgefunden. Ich lebe!

Egal, was du schon versucht hast, wie verzweifelt du warst, wie oft du vielleicht gescheitert bist. Auch du kannst das schaffen.

*Wege entstehen dadurch,
daß man sie geht.*

- Franz Kafka -

ANHANG

Über Bulimie – offizielle Fakten und Daten

Nach der repräsentativen Studie zur Gesundheit Erwachsener in Deutschland (DEGS1) leiden 0,3 % der Frauen und 0,1 % der Männer unter Bulimie. Bei Jüngeren gibt es keine repräsentativen Daten zu Deutschland (Jacobi et al., 2013).

In der Schweiz nehmen die Essstörungen Magersucht, Bulimie und Binge Eating (Essattacken) ständig zu. Zwischen 10.000 und 50.000 Personen – zu 90 % Frauen zwischen 15 und 35 Jahren – sind betroffen.

Doch die Dunkelziffer ist sehr hoch. Die herkömmlichen Behandlungsansätze sind Psychotherapie, Selbsthilfegruppen, Pharmakotherapie (meist Verabreichung von Antidepressiva), Einhaltung von Essensplänen oder eine Kombination daraus.

Bulimia nervosa (griechisch boulimia = Ochsenhunger) oder kurz Bulimie wurde früher Ess-Brechsucht genannt. Heute wird nicht nur Erbrechen zum kompensatorischen Verhalten gezählt, sondern auch übermäßiger Sport, strenges Fasten zwischen den Essattacken, Abführmittel und Diuretika (Arzneimittel zur Ausschwemmung von Wasser aus dem menschlichen Körper).

Charakteristisch für Bulimie ist der Kontrollverlust während der Fressattacken, bei denen bis zu 20.000 kcal verschlungen werden. Menschen mit derartigen Heißhungerattacken (das trifft auch beim Binge Eating zu) entwickeln eine Toleranz gegenüber den kohlenhydrathaltigen Nahrungsmitteln, das heißt mit der Zeit brauchen sie immer mehr, bis sie einen gewissen Grad der „Zufriedenheit" verspüren und aufhören können.

Die Folgen sind zahlreich: Zahnschäden, Verletzungen oder Entzündungen der Speiseröhre und des Mundinnenraumes durch die Magensäure, Vergrößerungen der Ohrspeicheldrüsen („Hamsterbäckchen") durch das ständige Erbrechen, Magen- und Darmbeschwerden, niedriger Blutdruck, Herzrhythmusstörungen, Depressionen, Zwangs- und Angststörungen, Konzentrationsstörungen, Schlafstörungen, chronische Müdigkeit, reduzierte Arbeitsleistung und viele mehr.

Die häufigsten Begleiterkrankungen von Bulimie sind Missbrauch von Alkohol, Drogen, Nikotin und Medikamenten, aber auch übertriebenes Geldausgeben, Frustkäufe und Kaufsucht, eine soziale Isolation, Karrieredrang, Überanpassung an eine Gruppe oder an die Familie und schließlich autoaggressives oder selbstverletzendes Verhalten.

Für den Weg

Ich habe sehr viele Therapiemethoden beschrieben, die mir nicht geholfen haben, den Weg aus der Bulimie zu finden. Die genannten Methoden sind alle sehr gut! Es war gut und richtig, dass ich dies alles gemacht habe, es hat mir immer auf irgendeine Weise etwas gebracht. Ich habe nicht aufgegeben, ich wollte für mich und auch für meine Patientinnen einen funktionierenden Behandlungsansatz finden.

Das ist wie mit den vielen Fröschen, die Frau küssen muss, um den Traumprinzen zu finden. So habe ich viele Therapiemethoden erlebt, bis ich die Richtige für mich gefunden habe.

Damit behaupte ich nicht, dass die von mir beschriebene Methode die einzig Wahre ist für alle Menschen mit Bulimie und Essattacken. Aber ich bin überzeugt, dass mein Behandlungskonzept richtig angewendet all denjenigen hilft, die schon eine oder mehrere erfolglose Therapien hinter sich haben.

Eine multifaktorielle Krankheit braucht einen multitherapeutischen Ansatz!

Die meiner Ansicht nach ideale Kombination zur kompletten und verhältnismäßig schnellen Heilung von Essstörungen besteht daher aus einer Bulimie-gerechten Ernährung, aus einem individuell erstellten Nährstoffplan und gegebenenfalls aus Hypnosetherapie. Damit werden die physischen, psychischen, genetischen und biochemischen Faktoren abgedeckt.

Ich bin nicht stolz, dass ich einen Weg aus der Bulimie gefunden habe. Ich bin überglücklich. Ich habe es mir in den letzten Jahren zu meiner Lebensaufgabe gemacht, den wahren Grund zu finden, warum Bulimie so schwierig zu therapieren ist. Es war nicht nur meine Lebensaufgabe, sondern der Sinn meines Lebens. Ich habe ihn gefunden. Das schöne daran ist, dass ich jetzt auch anderen Frauen helfen kann, wieder rundherum glücklich zu werden.

So holst auch du den Tiger vom Gebälk.

www.bulimiefrei.jetzt
www.emotionales-essen.com

Danksagung

Ein unendlich großes Danke aus allertiefstem Herzen an Petra Landersz für den Buchtipp, der alles verändert hat.

Sandra Blabl

Über die Autorin

Geboren ist Sandra Blabl im Landkreis Regensburg in Bayern. An der dortigen Universität hat sie Wirtschaftsinformatik und Informationswissenschaft studiert, um dann einige Jahre in München zu leben und arbeiten. 2005 ist sie in die Schweiz umgezogen und lebt seither dort.

Sandra Blabl hat nach jahrelanger Tätigkeit in globalen IT-Unternehmen ihrem Leben eine neue Richtung gegeben. Bedingt durch die damalige Diagnose von Fibromyalgie befasste sie sich intensiv mit der Naturheilkunde, energetischen Verfahren und Hypnose. Nach der kompletten Heilung ihrer Krankheit ließ sie sich in diesen Methoden ausbilden und ist nun in ihrer eigenen Praxis in der Schweiz tätig.

Zudem leitet Sandra das OMNI Hypnose Training Center® in Köln, München und Weil am Rhein (bei Basel). Sie unterrichtet an der Paracelsus Schule in Zürich und leitet diverse andere Seminare wie zum Beispiel „HypnoSlim® – Abnehmen beginnt im Kopf".

Weiterhin hält Sandra Vorträge u. a. am Internationalen Hypnosekongress in Zürich und an der NGH Convention & Educational Conference, dem weltweit größten Hypnosekongress in den USA.

Sandra hat 2014 den „Hypnosis Newcomer Award" erhalten und ist Board Certified Hypnotist der National Guilde of Hypnotists (NGH).

Ausbildung:
Dipl. Naturheilpraktikerin
Zertifizierte Energie-Therapeutin in Psychosomatischer Energetik
Ganzheitliche Ernährungsberaterin
OMNI Hypnose Ausbilderin und Hypnosetherapeutin
NLP Practitioner
Burnout Beraterin

140

Die Vision des *be wonderful! Verlags*

Freude, Glück, Lebenslust und Erfolg sind Gefühle, die immer größer werden, je mehr wir sie teilen.

Freude, Glück, Lebenslust und Erfolg stehen im Mittelpunkt der Verlagstätigkeit von *be wonderful!*

Nicht jede Situation im Leben ist lustig und ja, es geschehen auch richtig miese Dinge, die sich wirklich schlecht anfühlen.

Die Autoren und Autorinnen im *be wonderful! Verlag* starten in ihren Büchern oftmals in genau solchen Situationen und den Gefühlszuständen, die vielleicht damit verbunden waren, bei den Fragen und Problemstellungen, vor denen du dich als Mensch in allen Lebensbereichen finden kannst und führen dich zu Antworten und Lösungen.

Selbstverantwortlich leben bedeutet, sich nicht als passives Opfer zu begreifen, sondern das eigene Leben aktiv zu gestalten.

Auf diesem Weg begleiten dich die Bücher im *be wonderful! Verlag.*

Die Zugänge der einzelnen Autoren und Autorinnen können sich stark unterscheiden – es gibt immer mehr als eine Lösung für jedes Problem und mehr als eine Antwort auf jede Frage.

Du findest beim *be wonderful! Verlag* Sachbücher, Ratgeber, Gedichtbände und persönliche Erfolgsgeschichten. Die Stilrichtungen sind so mannigfaltig wie die unendlichen Möglichkeiten, die die Zukunft für dich bereithält.

Das Beste an der Vergangenheit ist, dass sie vorbei ist und dir als Ressource und Erfahrungen in der Gegenwart dient, dem wichtigstem Moment der Zeit, dem Jetzt.

Ein glückliches und erfülltes Leben ist ein Recht, das du dir mit deiner Geburt erworben hast.

Hol es dir jetzt – mit Unterstützung von Taschenbüchern, eBooks, Hörbüchern und Musik aus dem *be wonderful! Verlag.*

www.be-wonderful.at

»Meditation – Hypnose – Entspannung«
Eine Anleitung zur Selbsthypnose mit Atemübungen, Entspannungsübungen, Tranceinduktionen und -verführungen, 11 geführten Trancen – eBook und Taschenbuch

»Metaprogramme im NLP erkennen, verstehen, anwenden«
Einführung in die wichtigsten Metaprogramme mit starkem Praxisbezug – eBook und Taschenbuch

»be wonderful! Emotional erfolgreich mit angewandtem NLP«
Kurze Geschichten führen Sie in die Welt des NLP (Neurolinguistisches Programmieren) ein. Sie lernen bewusst wie anders-als-bewusst – eBook und Taschenbuch

»101 Tipps – Wie werde ich glücklich und emotional erfolgreich?«
101 praktische und erprobte Tipps – eBook und Taschenbuch

»Wandelnde Worte – Mit Trancegedichten vom Stress zur Entspannung«
Hypnotische Gedichte für Ihre Entspannung und Ihren Erfolg – eBook und Taschenbuch

Selbsthypnose-Downloads als mp3:

»Grundreinigung« – mp3 Download
»An- und Entspannung« – mp3 Download
»Schnellentspannung« – mp3 Download
»1, 2, 3, Los! Entspannt, motiviert, erfolgreich« – mp3 Download

Chris Pape und Tom Oberbichler:

»Erste Hilfe für deine High Performance: Das Erste-Hilfe Handbuch für deine Gedanken und Gefühle«

Ein Arbeitsbuch voller Geschichten und praktischer Übungen, die dir helfen dich in jeder Situation besser zu fühlen und gute Entscheidungen zu treffen.

Christiane »Chris« Pape:

»Bob's Tenderness«/Unicorn Records

14 Minuten Entspannungsmusik, live eingespielt mit Sansula und Meeresrauschen in Bajamar, Teneriffa - mp3 Download

»The Tenderness of Men«/Unicorn Records

40 Minuten Entspannungsmusik live mit Sansula – mp3 Download

»Herbstzeit-Loslassen«

29 Minuten gesprochene Trance mit live gespielter Sansula und Kalimba Musik - mp3 Download

Rubi Khen

»Plötzlich ohne dich – Aus der Trauer zu neuem Leben«

Der Tod ihrer Tochter, die Fassungslosigkeit, Trauer und Verzweiflung der Autorin stehen am Anfang dieses bewegenden Buchs, in dem Rubi Khen zeigt, wie sie zu neuem, positiven Leben gefunden hat.

Mara Stix

»Unwiderstehlich Leben: Wie du als Frau mit Online-Marketing erfolgreich bist«
Die erfolgreiche Online-Unternehmerin Mara Stix zeigt in diesem Arbeitsbuch, wir du dir Schritt-für-Schritt ein erfolgreiches Online-Business aufbaust.

Hier findest du die Bücher und Musikstücke des *be wonderful! Verlags*:

www.be-wonderful.at/verlag

Copyright und Haftungsausschluss

www.ingramcontent.com/pod-product-compliance
Lightning Source LLC
Chambersburg PA
CBHW021622270326
41931CB00008B/821